JN202580

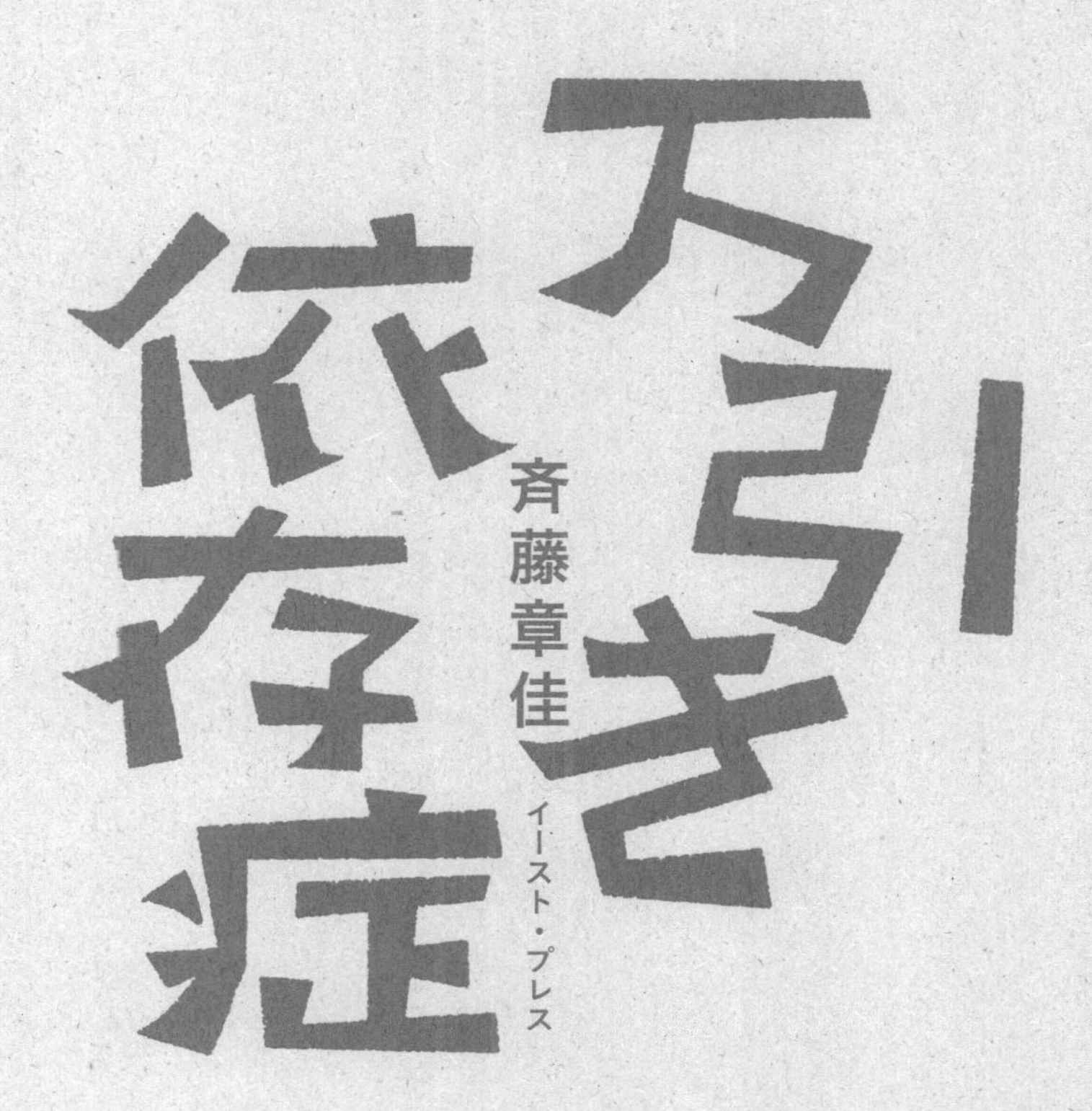

斉藤章佳

イースト・プレス

万引き依存症

はじめに

日本では、昔から「お客さまは神さまです」と言われます。自分を神だと思って買い物をする人はほとんどいないでしょうけれど、そこで買い物をする可能性がある客に対して店舗がサービスをするというのが基本のシステムです。

その一方で、商品を販売する小売店には決まって、「招かれざる客」がいます。その客は、店舗の従業員が注意しても、きつく叱っても、防犯カメラで監視しても来てしまいます。「出入り禁止」を通達しても、まるでそんなことなど聞いていないといった態度で、また来ます。

それが、常習的に万引きを繰り返す「万引き依存症者」です。

万引きは、店舗に陳列されている商品を盗むことですから、店舗側には当然、金銭的な被害が発生します。

「万引き」とは刑法では窃盗（せっとう）のひとつに数えられる、れっきとした犯罪です。しかし、言葉から受けるイメージが軽いからでしょうか、被害の大きさに比べて問題視されることが少なすぎます。

万引きはそもそも、「間引く」という言葉に由来すると言われます。おそらく、商品が並んでいるなかからちょっとだけ抜き取って自分のものにする、というような意味合いだと思われます。

金額的には、たしかに「ちょっとだけ」かもしれません。組織的な集団万引きや換金目的の職業的万引きは別として、万引き依存症者が盗むのはたいてい少額の商品です。ただ、ひとりの常習者による被害額が１００円でも、チリも積もれば山となる。全国的に見ると、甚大な被害になります。それなのに、少額であるがゆえに社会のなかでもとても軽視されているのが、万引きという犯罪です。

本書では、軽い犯罪ではなく、たくさんの被害者を出す深刻な犯罪として万引きをとらえ直します。社会がそれを見過ごさずに適切な対応をしていれば、万引きはこれほどまでに蔓延しないのではないか——万引きがやめられず、当クリニックに通院している人たちを見ていると、そう感じます。

はじめまして。精神保健福祉士・社会福祉士の斉藤章佳です。
東京・大田区にある大森榎本クリニックで、さまざまな依存症、特に加害行為を繰り返すタイプの依存症の臨床に長年携わっています。お店のものを盗むのをやめられず、その行為に耽溺（たんでき）してしまう「万引き依存症」もそのひとつです。

これから1冊を費やして、毎日のように盗む人たちの実態、被害のリアル、そこから家族とともに回復するための道すじをお話しします。

「はじめての万引き」を止めることは、私たちにはできません。ですが、常習化し、万引き依存症になった人を「盗んでしまう自分」から「盗まない自分」に変えるスキルを共に学ぶことはできます。

万引きは再犯率が高いことで知られていますが、罰を与えるだけでは行動変容できないと、すでに各方面から指摘されています。再発防止を中心とした依存症の治療は、万引き自体の発生件数を抑えるのに有効であることは間違いありません。

また、万引きをやめられずに苦しい思いをしていた本人、止めても止めても盗みつづける身内をどうしていいのかわからなくなっていた家族にとっても、治療は平穏な日常を取り戻し、新たに生き直すために必要です。

人が万引きをはじめる背景には何があるのか、なぜやめられなくなるのか、どれだけの被害を生んでいるのか、どのようにすれば止められるのか。
それらを考えるなかで、日本人が現代社会で抱えているさまざまな問題……ストレスや性別役割分業、超高齢化社会、親子関係の問題から起きる摂食障害などが見えてきました。万引き依存症は現代人だからこそ陥る病理であり、だからこそ、誰ひとりとして「自分は絶対にならない」とは言えません。

自分が、親が、妻や夫が、子どもがいつかなるかもしれない。
万引き依存症は、そんな現代病です。
早期発見、早期治療は自分や家族のためであり、引いては社会のためにもなります。
万引きがやめられない人には、治療教育を。
その理由を、これからお話していきます。

斉藤章佳

目次

第2章 被害者が見えづらい深刻な犯罪

第3章 なぜ女性が多いのか

第4章 なぜやめられず、エスカレートするのか

第5章 高齢者と摂食障害と万引き

第6章 「万引きしない自分」に変わるために

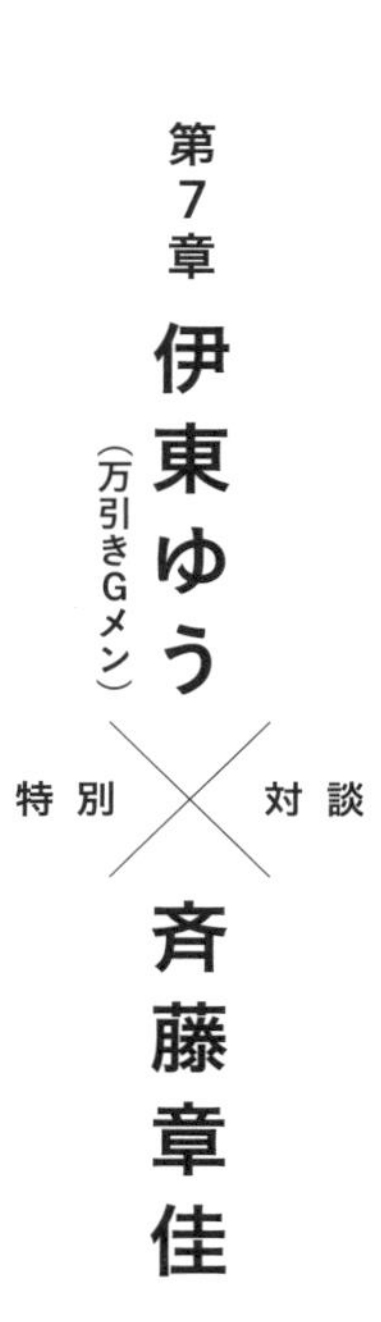

カバーイラストレーション
八朔モモ

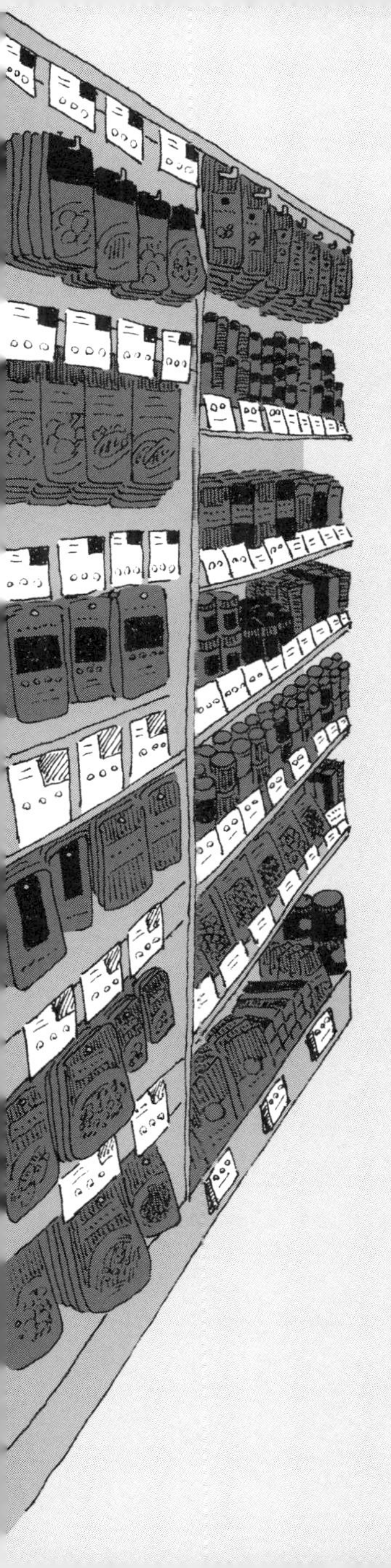

第1章
万引きを繰り返す人たち

万引きをやめたくてもやめられない人たち

みなさんは万引きをする人に、どのようなイメージをお持ちでしょうか。

２０１８年に公開された映画『万引き家族』は非常に高く評価され、カンヌ国際映画祭の最高賞であるパルムドールに輝きました。貧困状態にある家族が、スーパーや商店街の雑貨店で食料品や生活用品を万引きします。一家の夕飯は、盗んだカップラーメン。家のなかはどこも極めて乱雑ですが、その一部、いえもしかしたら大部分が万引きしてきた物なのだろうと推測できます。

一般的に「万引き」という言葉から連想されるイメージは、「貧困」でしょう。毎日の生活を維持するためのものを買うお金がない、だからお店からバレないように盗ってくる。映画で描かれている世界観です。

テレビでは、スーパーやドラッグストアの店内を巡回している私服保安員、いわゆる「万引きGメン」を追ったドキュメント番組がよく放映されますが、このイメージを裏切らない万引き常習犯がよく登場します。お店のバックヤードに連れていかれ、厳重に注意されたうえで「商品を買い取ってください」と言われても、そのためのお金がない人たちです。

もうひとつ、この種の番組で頻繁に登場するのが「高齢者」です。お年寄りがお金を支払わないまま店の外に出ようとするのをGメンが呼び止めたところ、返ってくる反応がどうも要領を得ない。バックヤードで事情を聞こうにも、会話が成り立たない。もしかすると認知症ゆえに万引きをしたのでは……というのが一連のパターンです。

ほかには、10代の子どもが非行の入口としてスリルを求めて盗む、反社会的な集団や外国人窃盗団が転売目的で盗む、といったところでしょうか。

こうしたイメージはすべて間違いではありません。が、万引きが常習化している人たちの全体像をこれで示せるわけでもありません。

私の勤務先であるクリニックの専門外来で、万引き常習者と日常的に接するようになり、この本を書いている時点で約2年が経ちます。

万引きをやめられない人たちの専門外来には、開設前に予想していたよりもたくさんの人が受診に訪れていますし、全国各地から電話での問い合わせも多いです。自分が、家族が、恋人や友人が万引きを繰り返していることで大変な思いをしている人が、こんなにも大勢いるのだとあらためて実感しました。ただ一方で、クリニックにたどり着けない人たちもまだまだ日本全国にいるのだということも忘れてはなりません。

万引き常習者といっても、ひとりひとりが違うパーソナリティ特性や背景を持っています。ですが、先に挙げたような貧困ゆえに万引きしなければ生活できない人や、非行のひとつとして万引きをする若者、職業的に窃盗をする「盗みのプロ」たちは当クリニックには来ません。彼らに必要なのは、少なくとも専門治療ではないからです。

では、クリニックで万引きの問題と向き合おうとしているのはどういう人たちか。当院にかぎらず万引き常習者全般を大きく分類すると、次のようになります。

1　摂食障害が発展して万引きを繰り返す人
2　65歳以上の高齢者、特に認知症が疑われる人
3　万引き行為そのものに依存している人

もともと当クリニックはさまざまな種類の依存症に専門的に取り組んでいることから、

3に相当する人たちを主に受け入れていますが、1、2の人も少なくありません。しかし、特に1の人たちは、万引きの問題よりもまず摂食障害の治療や身体管理が必要なため、それに特化した専門機関に受診したり入院したりすることが多いようです。

では、3の「万引き行為への依存」とはどういうことでしょう。当クリニックに通院している人の特徴を挙げると、

・盗みたいという衝動を抑えることに何度も失敗し、万引きをやめたくてもやめられない
・十分な金銭を持っていて経済的にはさほど困っていないのに、繰り返し万引きする
・スーパーなどのある特定の店舗に行けば盗んでしまうとわかっているのに、わざわざそこに行き万引きする

となります。これらはすべて「窃盗のための窃盗」です。

Gメンに取り押さえられ、警察に逮捕され、家族に泣かれ、大切な仕事を失い、貯金を投げ打って多くの裁判費用を使い、刑務所に服役し、もうここには戻りたくない、二度と万引きはしない、金輪際盗むもんか……と思っているのに、気づけば万引きをしている。

こうした人たちは、万引き行為そのものに依存していると言えます。

それはだらしないだけではないのか？

きっと意志が特別に弱い人たちにちがいない。

もともと善悪の判断がつかないから、犯罪行為に手を染めるんだろう。

お金に困っているわけでもないのに万引きをやめられないというと、こんなふうに感じる人が多いと思います。お店にあるものを盗むのはれっきとした犯罪行為なので、ポジティブなイメージを持つ人はまずいません。

ですから、ここで「誰もが、万引き常習者になる可能性があります」と書くと、きっと強い反発があると思われます。「とんでもない！」、「私がそんなことするはずがない」、「第一、お金あるし」……。

クリニックに通っているのも、まさか自分が万引きをやめられなくなるとは夢にも思わなかった人たちです。

10代のときに遊び半分でやっていた経験も、ほとんどありません。経済的に困っておらず、それどころか裕福な人たちも少なくありません。個性が際立って強い人でも、意志が特別に弱い人でも、倫理観に大きな問題がある人でもなく、言ってみれば平凡な人たちです。

買えるのに、買わない。犯罪だと知っていながら、盗む。

普通の人たちがなぜこんなことをするのか。万引き行為に依存するようになったら、どうやって抜け出すのか。家族はどうしたらいいのか……。

本章では、誰もが陥る可能性のある、または家族や恋人、友人がなるかもしれない病（やまい）について解き明かしていきます。

絶対盗んではいけないときにやってしまう

万引きをやめたくても、やめられない。気づいたら、お店のものを盗んでしまっていた――というのは、一般の人には理解しにくいでしょう。

悪いことだとわかっているなら、または逮捕されるのが怖いなら、やらなければいい。そう思われるはずです。彼らは万引き行為に依存しているからこそ、盗みたい衝動を制御できません。「盗まない」と決めている、でも自分を止められない。そのわかりやすいケースを紹介しましょう。

50代女性・Aさんのケース

Aさんは20年以上ずっと万引きを続けてきました。彼女が万引きをしていることを、夫も娘も知っていました。逮捕歴がありますが、刑務所に服役したことはありません。

5回目の逮捕ののち、裁判で執行猶予判決が出たのを機に、私たちのクリニックを受診しました。治療態度は非常に真面目で、万引きも止まりました。

そうこうしているうちに、娘の結婚が決まり、披露宴を行うことになりました。母親であるAさんにとっても、晴れがましい一日です。

当日、披露宴会場に向かう途中、たまたまあいた待ち時間でAさんはスーパーに立ち寄り、万引きをしてしまいました。着替えなどが入った大きなバッグに、芳香剤や歯ブラシを入れ、レジを通らずにお店を出たところを、Gメンによって捕捉されました。どれも、いますぐには要らないものです。そのまま警察を呼ばれて逮捕され、披露宴会場に向かうことはできませんでした。

万引きはそもそもやってはいけないことですが、そのなかでも娘の結婚式が行われる日に「絶対やってはいけない」というのは、誰でもわかることです。うまくやりおおせればよかった、とは言いませんが、もし逮捕されなかったとしても後日、娘をはじめとする家族が知ればどう思うか、Aさんにも想像できないはずがありません。

ましてAさんは執行猶予期間中で、次に逮捕されれば実刑は免れない状況にありました。「今度やったらアウト」といつも自分に強く言い聞かせていたのに、よりによってこの日、スーパーで万引きしてしまうとは……。

その日の主役である花嫁、つまりAさんの娘はいくら待っても母親が会場に来ないことから、すべてを察しました。母が万引きを繰り返していることを、娘は子どものころから知っていたので、「やっぱり」と思ったことでしょう。ですが、それ以上に、「なんでこの日に」とひどく落胆したに違いありません。Aさんも、娘がこんなふうに失望することを恐れていた。それなのに。

これが「やめたくても、やめられない」状態です。

こうして見ると、Aさんの行動は、まったくつじつまが合っていません。なぜそんな理解不能なことをするのでしょう。

万引き行為に依存している人は「万引きをやめたい」という表層的な思いがある一方で、心の奥底では万引きをしたいのです。それによって得られるものがあるからです。それは盗んだ商品ではなく、本人が生きていくうえで必要なものです。これについては追って説明します。

Aさんにとって、万引きで自分が得られるものよりも、娘の結婚式、ひいては娘との関係のほうがよほど大事です。本人もそれを痛いほどわかっています。この日盗むことで失うものは大きすぎます。

それなのに万引きしてしまうという、つじつまの合わなさ。つまり「不合理性」、「了解不能性」は、万引きを繰り返す人の特徴のひとつです。

だから、彼らは依存症という病に陥っていることがわかるのです。

もうひとつ、盗ってしまう自分を止められなかった人のエピソードを紹介しましょう。

40代男性・Bさんのケース

Bさんは複数回の逮捕の末、次の週に裁判を控えていました。刑務所には絶対に行きたくないと強く思い、当クリニックに通いながら社会のなかで専門治療を受け回復に取り組んでいくことを希望していました。

通院途中で外資系コーヒーチェーンに立ち寄ったときのことです。常に人で賑わう駅ビルのなかにあるそのお店で、彼はコーヒーを注文するため列に並んでいました。注文カウンターの脇には、フードが並ぶ冷蔵ケースがあります。

彼は注文後、バゲットを使った長めのサンドイッチに手を伸ばし、無意識にショルダーバッグに押し込みました。

コーヒーの清算を済ませそのまま去ろうとしたところ、店員から「お支払いが済んでいない商品がありますよね」と呼び止められました。彼のバッグからは、15センチほどあるサンドイッチの半分が飛び出ていました。誰の目にも丸見えです。店員は警察に通報しました。

警察が来るのを待つあいだ、彼はどんな心持ちだったでしょうか。たび重なる万引き行為を裁かれる公判が来週に迫っているときに、「万引きしよう」と考える人はいません。いまはやっちゃダメだ、何があってもダメだと、何度も自分に言い聞かせたことでしょう。仮に絶対捕まらない自信があったとしても、「いまだけはやめておこう」と考えるのが自然です。

なのにBさんは盗みました。冷蔵ケースと店員のいる注文カウンターは数十センチしか離れておらず、万引きの瞬間を目撃される可能性はきわめて高い状況でした。店員はカウンターに2名いましたし、人通りの多い駅ビルなので通行人に見とがめられる可能性もあります。にもかかわらず、彼はサンドイッチを隠そうとすらしませんでした。

彼は公務員で十分な収入もあり、不自由なく生活をしています。サンドイッチひとつ買えないわけがありません。

それなのに、万引きをするのは「不合理性」でしかありません。こうした、いってみればわけのわからない行動を前にしたとき、人は「Bさんがもともとだらしないだけ」、「まったく反省しない人なんだ」と思いがちです。が、それは違います。それだけこの病が重症だと言えます。

依存症の側面から考えないと、不合理性への理解はむずかしいのです。

今後は「行為・プロセス依存」が増える

昔から、万引きをしたり人のものを盗ったりする人のことを「手癖が悪い」と言いました。癖というところに、盗む人は繰り返し盗むという意味合いが感じられ、依存症という言葉は使われないまでも「やめられない」ということは、古くから知られたことだったのだとわかります。

しかし、ここには誤解や偏見がつきまといます。「依存症ってただの言い訳では？」、「なんだかんだいって、お金を払いたくないからでしょ。卑怯だ」、「モラルに欠けた、危険な人間なんだろう」――これから私がそれをひとつずつ解いていきます。

その前にまず、「依存症」そのものについて理解してもらう必要があります。

みなさんは、依存症という言葉からどんなものを連想しますか？　アルコール、薬物がもっとも多い回答でしょうか。あるいはギャンブル、買い物、スマホ、ゲーム。恋愛、セックスといった言葉を思い浮かべる方もいるでしょう。

人はいろんなものに依存しますが、その対象は大きくふたつに分けられます。WHOによる依存症の定義にも、それが表れています。

「精神に作用する化学物質の摂取や、快感・高揚感を伴う行為を繰り返し行った結果、さらに刺激を求める抑えがたい渇望が起こる。その刺激を追求する行為が第一優先となり、刺激がないと精神的・身体的に不快な症状を起こす状態」

①精神に作用する化学物質と、②快感、高揚感を伴う行為が出てきました。①は、たとえばアルコールや薬物です。合法のものも、非合法のものもあります。カフェインに依存する人もいますね。これに依存することを「物質依存」といいます。②に当たるのは、ギャンブルや買い物、仕事や自傷行為、そして万引きなどです。こちらは「行為・プロセス依存」といいます。

2017年、私は日本ではじめて痴漢の実態を明らかにした書籍『男が痴漢になる理由』（イースト・プレス）を出版し、常習的に痴漢行為を繰り返す人には、性依存症の側面があることを指摘しました。これも行為・プロセス依存の一種です。

病気だからといって彼らの加害行為が免責されることはありませんが、罰を与えるだけではその問題行動を止められません。その再犯率の高さは各方面から指摘されており、何度服役しても出所するたびにまた痴漢をするのです。同書では、罰するだけでなくエビデンスに基づいた依存症の治療を実施することで再犯を防ぐという提案をしました。

万引きの常習者は、その行動のメカニズムが痴漢の常習者と非常に似ていると思います。同じく犯罪行為で、どちらも被害者がいます。万引きの場合の被害者とは物品を盗まれた店舗のことですが、これについては第2章であらためて説明します。アルコールや薬物、ギャンブルは本人の健康や経済状況がもっとも大きな打撃を受けますが、痴漢や万引きは他者に甚大な被害を及ぼす違法行為です。

しかも、ともにその再犯率の高さが早くから問題視されていますが、彼らにそうさせないための再発防止策は、どちらにおいても十分になされていません。だから刑罰に処したところで、社会に戻れば慣れ親しんだ犯罪行為を何度でも繰り返すのです。

そうしているうちに、本人は社会的信用や仕事を失い、家族も振り回されます。家庭が崩壊することもままあります。経済的損失も大きいです。彼らもそうならないよう、その都度反省し、土下座して謝罪し、二度とやらないと誓います。が、それでもまたやってしまう――依存症ゆえに自分では止められなくなっているからです。

私はこれからの時代、「行為・プロセス依存」への注目度がますます高まると考えています。20世紀は物質依存が世界各国で社会問題になった時代でした。これから何度もお話することになりますが、行為・プロセス依存に陥る人は、それによってストレスに対処しています。ストレスの多い現代人、いつ誰がどの依存症に陥ってもおかしくないのです。行為・プロセス依存には7つの特徴があり、万引きに依存する人のほとんどがこの特徴にあてはまります。ひとつひとつ見ていきましょう。

●強迫性

自分の意思に反して「盗みたい」、「どうしても万引きをせずにはいられない」という考えが浮かび、抑えようとしても抑えられなくなります。万引きが常習化すると、たとえば朝起きた瞬間、もしくはテレビで万引き犯を追う警察に密着した番組を観た瞬間から、「盗りにいかなきゃ」という強い思いに駆られるようになります。実行するまではいてもたってもいられず、頭のなかが万引き一色になります。

●衝動性

万引きしなければと思い立った自分を止められなくなり、のちほど詳述する「衝動制御ができなくなる」状態に陥ります。悪い結果になってしまうかもしれない行動を、あまり深く考えずに行ってしまうという行動特性です。

ほしいものや必要なものでないにもかかわらず、手が伸び、バッグやポケットに押し込んでいる。そのときのことをよく覚えておらず、捕まったときに「気づいたらバッグに入っていた」というのもひとつの典型です。

●反復性

常習者にこれまで万引きをした回数を聞くと、もっとも多い回答が「わからない」です。ほぼ毎日万引きする生活を何年も何十年も繰り返している人も多く、いちいち数えてはいられないので、これは本音からの回答です。そのくらい反復します。盗る店をだいたい決めていて、同じ店で犯行を繰り返す常習者もいます。第2章で検証する再犯率の高さも、この反復性を物語っています。

●貪欲性

万引きを完遂することに対する貪欲さを指します。飽きることを知らず貪るように万引きする状態をいいます。強い刺激への渇望や、お金を払いたくない、レジに並びたくないという身勝手な願望を満たすために、万引き行為を繰り返します。なかには「今日着ている衣類はすべて万引きしたもの」、「家にあるものは大型家電以外、ほとんど万引きしたもの」という常習者もいます。むずかしい環境下で盗もうという、歪んだチャレンジ精神を見せる人もいます。

●有害性

人やお店からものを盗んではいけないとは誰もが知るところですが、その犯罪行為は本人にとっても有害です。職、社会的信用、周囲の人からの信頼を失います。また、常に「誰かから監視されているのではないか」、「Gメンや警察に尾行されているのではないか」と疑心暗鬼になり、精神がむしばまれます。万引きは有害であって誰のためにもならない行動ですが、それでも、やめられないのです。

●自我親和性

常習者本人にとって、万引きは有害であると同時に「メリット」があることを意味します。これは行動と人間の関係を表す言葉で、その行動が自我、つまり自分の心にとって親和的であることを示します。言い換えれば、その行動を「結局、好きでやっている」のであり、本人にとってメリットがあるのです。

万引きの場合、品物がタダで手に入るというだけでなく、万引きをしたときに得られる精神的な高揚感、優越感、達成感があるので、やめられなくなります。

余談ですが、自我親和性の反対は「自我異所性」といいます。これはたとえば強迫性障害のように、心の底ではいやで仕方ないのだけれど「やらざるをえない」という世界観を持っているからやっている、という場合に使われます。

●行為のエスカレーション

最初は2週に1度、10日に1度という頻度で行っていた万引き行為が、次第に週に1度、3日に1度となり、いつのまにか毎日万引きをしなければ気が済まなくなります。盗むものの値段が高額になっていくことはあまりなく、頻度が上がったり量が増えたり、簡単に見つかりそうなところで犯行に及んだりします。また万引き行為のエスカレーションをとおして家族や大切な誰かに言葉にできないメッセージを発していることもあります。第3章で詳しくお話しします。

真の「クレプトマニア」はほとんどいない!?

行為・プロセス依存のひとつとしての万引きは、アメリカの精神医学会が発行している「DSM-5」にも明記されています。精神疾患の分類と、その診断のガイドラインが示された本です。また、日本国内の多くの精神科医療機関が使っている「ICD-10（国際疾病分類)」でも同様に扱われています。

万引きという行為に依存すると、ものを盗もうとする衝動に抵抗できなくなり、盗みたいという衝動を抑えることに繰り返し失敗する。国際的にはこうした常習的な万引き行為は、早くから「病」として認識されていました。

よって、「万引きがやめられない」といって当クリニックを訪れる人たちを、私たちはまずこのDSM-5やICD-10に基づいて診断します。特に、DSM-5では「クレプトマニア(kleptomania)=窃盗症」に分類されます。ギリシャ語で盗むを意味する「クレプテイン」に熱中している人、という意味です。以下に、DSM-5の診断基準をあげておきます。

A　個人用に用いるためでもなく、またその金銭的価値のためでもなく、物を盗もうとする衝動に抵抗できなくなることが繰り返される。

B　窃盗に及ぶ直前の緊張の高まり。

C　窃盗に及ぶときの快感、満足、または解放感。

D　その盗みは、怒りまたは報復を表現するためのものではなく、妄想または幻覚への

反応でもない。

E　その盗みは、素行症、躁病エピソード、または反社会性パーソナリティ障害ではうまく説明できない。

（出典：『ＤＳＭ－５精神疾患の診断・統計マニュアル』医学書院、２０１４）

クレプトマニアという言葉は最近になってメディアでよく見かけるようになったので、聞き覚えのある方もいるでしょう。

万引きは日々、全国でたいへんな数が行われているのでひとつひとつがニュースになることはありませんが、著名人や公的な職業にある人がそれをした場合は報道されます。

世界的な大会でも活躍していた元マラソン選手の女性が何度も万引きして逮捕され、執行猶予期間中に再犯してまた逮捕された……というニュースが出たとき、「クレプトマニア」という言葉を使って、彼女の「やめられない」状態を説明するメディアをいくつも見ました。私のところにも新聞や雑誌、ニュースサイトから「クレプトマニアについて教えてください」という電話取材が数え切れないくらいかかってきました。

万引きを繰り返すからといって、すぐにクレプトマニアだと診断されるわけではありません。いくつもの診断項目があり、それらを総合して考えないといけないのです。

しかし、ここで大きな問題があります。

常習的な万引きの問題を抱えてクリニックに訪れる人のほとんどは、厳密にいうとクレプトマニアからは除外されるのです。メディアで報じられているケースでも、おそらく真性のクレプトマニアが起こした事件は、ほとんどないといっていいでしょう。

それは、先に挙げたＤＳＭ－５の診断基準のうちＡの項目があるためです。もう一度、見直してみてください。


「個人的に用いるのでもなく、またはその金銭的価値のためでもなく、ものを盗もうとする衝動に抵抗できなくなることが繰り返される」


盗んだものを「個人的に用いる」とは、万引きした食品を食べたり、衣類を着用したりといったことです。または、盗品を売って金品に換えるという人もいます。昨今はスマホなどから簡単に利用できるフリマアプリを使って転売するケースも報告されています。

盗ったものを、消費するなり何かしら自分の役に立てたりすることを「自己使用」といいます。ほしいものを狙って盗るわけでなく、盗れる条件がそろっていたから盗った、という人でも、せっかくだからその物品を使うこともよくあります。

しかしこの診断基準どおりに考えると、真のクレプトマニアとは、盗んだものを自分で使うことがまったくない人のことをいいます。

ではなぜ盗むのか、と思われる方が当然いると思います。何かがほしくて自分のものにするのならわかりますが、そうした人たちはただ盗むプロセスに耽溺(たんでき)しているため盗む。より理解がむずかしい行動ですが、それこそが病理とみなすための、はずせない条件だとされているのです。

ここで、万引きで刑に服した人たちの実態を調査した「平成26年版 犯罪白書」の「前科のない万引き事犯者 動機」という調査結果を見てみましょう〈図1-1〉。

「前科のない万引き」が示す意味については、追って解説しますが、ここで注目したいのは「自己使用・費消目的」と答えている人の割合です。男子ではすべての年代において1位、女性でも29歳は1位で、それ以外の年代では2位に位置しています。

では、ここで「自己使用・費消目的」だと回答していない人たちがクレプトマニアなのかというと、そうではありません。

図1-1　前科のない万引き事犯者 動機　　平成26年版 犯罪白書

• 男子（317人）

年齢						
29歳以下（89人）	自己使用・費消目的 56.2%	換金目的 48.3%	生活困窮 28.1%	節約 24.7%	盗み癖 14.6%	
30～39歳（57人）	自己使用・費消目的 38.6%	生活困窮 33.3%	換金目的 31.6%	節約 19.3%	空腹 17.5%	
40～49歳（44人）	自己使用・費消目的 52.3%	節約 43.2%	生活困窮 29.5%	空腹 22.7%	換金目的 13.6%	軽く考えていた 13.6%
50～64歳（78人）	自己使用・費消目的 52.6%	生活困窮 44.9%	節約 39.7%	空腹 37.2%	軽く考えていた 7.7%	
～65歳以上（49人）	自己使用・費消目的 71.4%	節約 63.3 %	軽く考えていた 18.4%	生活困窮 16.3%	空腹 12.2%	

• 女子（229人）

年齢									
29歳以下（22人）	自己使用・費消目的 54.5%	節約 45.5%	換金目的 18.2%	生活困窮 13.6%	友人等に貸与目的 13.6%	友人・知人の誘い 13.6%	盗み癖 13.6%	職業的 13.6%	自分で自由に使えるお金がない 13.6%
30～39歳（40人）	節約 65.0%	自己使用・費消目的 62.5%	生活困窮 20.0%	軽く考えていた 15.0%	盗み癖 12.5%	衝動的 12.5%			
40～49歳（43人）	節約 69.8%	自己使用・費消目的 51.2%	生活困窮 30.2%	盗み癖 14.0%	軽く考えていた 14.0%				
50～64歳（68人）	節約 75.0%	自己使用・費消目的 50.0%	軽く考えていた 25.0%	ストレス発散 16.2%	盗み癖 16.2%				
～65歳以上（56人）	節約 78.6%	自己使用・費消目的 57.1%	生活困窮 17.9%	ストレス発散 16.1%	軽く考えていた 14.3%				

注　法務総合研究所の調査による。
「自己使用・費消目的」は，空腹，換金または収集目的以外の動機による自己使用または費消の目的をいう。

「換金目的」という回答は、ＤＳＭ－５の診断基準Ａにある「金銭的価値のため」に相当します。女性で多い「節約」から万引きするというのも、自分で使わないものでも結果的に家計が浮くのであれば、それも「金銭的価値」となります。

また「空腹」と答えている人が盗んだものを食べていないとは考えにくく、そうすると多くの項目が結局は「自己使用・費消」しているのではないかと推察されます。それほど、「自分は盗んだものをまったく使わない」のはごく稀です。

私が知る、ただひとりの「真性クレプトマニア」は、Ｔ字カミソリばかりを盗む男性でした。あの形を見てしまうと自分でもわけがわからなくなり、気づけば万引きしている。ふつうの人には理解しがたい行動を繰り返していましたが、彼自身にもその理由がわかりません。彼は電動シェーバーでヒゲを剃っているそうで、盗ったＴ字カミソリは自宅に溜め込むだけで使ったことは一度もありません。いま彼は、おそらく刑務所で服役中です。

そんな彼であっても、Ｔ字カミソリの前は食品などを万引きしていたようで、それは自己使用しています。

ほかの基準は満たしているけれど、自己使用はしている。だから、クレプトマニアと認められない。

けれど自己使用はしている万引き常習者のなかにも、明らかにその行為に依存しており、治療が必要な人がいます。臨床的には万引きの衝動のなかには自分の利益という側面があることが一般的で、その程度には個別性があります。つまり、「自己の利益」と「衝動を制御できない」とは、並存していることがあるというのが私たちの見解です。

この悩ましい状況は、「診断基準A問題」と言われています。当事者や家族はもちろん、私たち専門医療サイドから万引き問題に携わる者、司法サイドから携わる人たちをも悩ませている、大きな問題です。

自己使用しない万引き常習者は稀少な存在

万引き行為を止められない人たちと現実に接していると、「病」を抱えていることは明らかです。そのなかで「盗んだものを自分で使っているかどうか」はたしかに重要かもしれませんが、そうでなければ「病ではない」と判断するものでもないと感じます。

自己使用しないというと、先ほど挙げた私が知る唯一の真性クレプトマニアの男性のように、一切手をつけず保管しておくケースのほか、「捨てる」ケースもあります。そのものが欲しくて盗んだのではなく、ただ盗みたくて盗んだのなら、盗み終わったあとはそれが不要になるという考えです。

ただ、ひと言で捨てるといってもさまざまなパターンがあります。たとえば、次のようなケースです。

50代女性・Cさんのケース

家族のことでストレスが溜まり、追い詰められると万引きをするCさん。義理の母の介護、夫の借金問題、子どもの学費問題、そのうえ自分の仕事があるし、夫は私の収入を当てにしている……。

爆発しそうになったある日、彼女は日々の買い物に使っている大型スーパーで、あんこ入りの饅頭をひとつ万引きしました。特に空腹を感じたからでも、饅頭がほしかったからでもないのに、衝動的に手を伸ばしていたそうです。

食料品売場を離れ雑貨コーナーに入ってから、われに返り、「これはいけない」、「捨てなきゃ」と思いました。しかし、そのまま捨てるほうが見つけた人にかえってあやしまれるかもしれないと考えて、半分を食べ、あとはゴミ箱に捨てました。そのとき、ある種の快感と解放感がありました。ストレスごとゴミ箱に投げ捨てたようでイライラがスーッと消えたといいます。

彼女は、この「はじめての万引き」を機に常習化していきます。

ひと口食べた段階で、Cさんは「自己使用した」ことになりますが、彼女の目的は「食べる」ことにはありませんでした。そもそも、彼女はあんこが大の苦手でした。半分食べたときも、必死に我慢していました。

捨てるにしても、全部を捨てない場合も多くあります。「使うぶんだけ盗ろう」ではなく、「盗れるだけ盗ろう」と決めている常習者は少なくありません。

Gメンのあいだでは「ニコ盗り」という隠語があるそうです。一度のアクションで同じものを2つ、バッグやポケットに入れて万引きすることを指しています。2個ほしい、2

個使うから2個盗るのではなく、「2個盗れるから盗った」わけですが、どちらかを自己使用していればその段階で診断基準Aによりクレプトマニアから除外されます。

また「溜め込み」といわれる現象も、万引きが常習化した人によく見られます。特に、摂食障害がバックグラウンドにあり、過食嘔吐を繰り返している人に多いとされています。食べ吐きするための食料品を、万引きで調達しているからです。典型例だと思われるひとつのケースを紹介しましょう。

20代女性・Dさんのケース

摂食障害があるDさんは、万引きをするときは決まって大きなドラムバッグを抱えていきました。スーパーで食料品を次から次へとそれに放り込み、ファスナーが閉まらなくなるまで盗みつづけます。母親に付き添われてスーパーに行っても、あきらかにGメンが近くで見ていても、万引きをせずにはいられないのです。

彼女は、過食嘔吐をするための食料品を盗んでいました。一度ですべてを食べ吐きするわけではなく、食べきれなかったものは部屋に溜め込みます。食料品を冷蔵庫ではなく、自室に置いておくのです。夏場だとすぐに腐敗がはじまります。それでも一向にお構いなし。腐ってもカビが生えていても、あらたに万引きしてきた食料品が追加されても、捨てられることはありません。彼女は食べ物を「エサ」と呼んでいました。どうせ吐くから悪くなっていても問題ないのです。

つらいのは、家族です。捨てようとするとDさんはことさらに逆上します、異臭が漂い、コバエが飛ぶなかで過食嘔吐をつづけ、次から次へと食料品を盗む娘を家族もどうにもできないのです。

ものを溜め込みたい。ストックがないと不安になる。これを私たちは「強迫的ホーディング」といいます。わかりやすく「溜め込み」ともいいます。「ホーディング＝自己使用していない」という単純な話でもなく、そうした人たちも、一部は自己使用しているケースが多いですし、溜め込むこと自体が目的となっているので、それはある意味、自己使用していることになります。

つまり、自己使用を基準にすると、クレプトマニアと診断される人はこの世にほとんど存在しないことになります。それに該当するのは、万引きが常習化している人たちのなかでも極めて特殊な存在ということもできます。

私自身は、診断基準Aとは「職業的窃盗犯や貧困により万引きを繰り返す層を、この依存症の臨床から除外するために使われるもの」という解釈が自然だと考えています。

厳密な意味ではクレプトマニアと診断されなくとも、あきらかに万引き行為に依存し、それによって生活に支障が出て、家族も周囲の人も困り果てている。でもやめられない。そのうえで行為・プロセス依存に共通する7つの特徴を満たしているとなると、クレプトマニアでないにしても「依存症」とみなして治療の対象とすべきです。

そうしないかぎり、万引きを繰り返す人が増えることはあっても減ることはないでしょう。それでは本人も家族も苦しく、また社会的損失も大きすぎます。

「盗める環境で盗まない」というアプローチ

ではなぜ、こんなに厳しい診断基準が設けられているのでしょう。

理由はいくつか考えられますが、裁判における問題が大きいと私は思います。最近では繰り返す万引きで逮捕され、起訴された人が、公判でクレプトマニアであることを主張することが増えてきました。

病気だからといって、彼らがしたことが犯罪であることは動かしようのない事実で、法のもと適切に裁かれるべきです。被害店舗にしたって、その人の背景に依存症の問題があろうがなかろうが、盗まれ、損失を被った事実に変わりはありません。大げさでなく、店舗には生活そのもの、すなわち命が懸かっている人もいます。

だからクレプトマニアであること自体が、量刑を左右することはあってはなりません。しかしその一方で、みずからの病に真摯に向き合い再犯しないよう継続して治療に取り組んでいることを提示できれば、それが判決のなかで評価されることはあります。

「私はクレプトマニアと診断されています」、「治療中です」というのが、罪を軽くしてもらうために利用されてはならない、だからクレプトマニアの診断基準を拡大解釈せず遵守するべきだ、というのが司法サイドの思惑ではないでしょうか。万引きで裁かれる人が、すべてクレプトマニアだという主張ばかりになると、たしかに司法の現場は混乱します。

実際、治療実績をアピールしたところでそう簡単に量刑は動きません。ですが、少しでも量刑を軽くしたいという不純な動機でクリニックを受診する人は、確実にいます。当クリニックでも、そうした人に遭遇することはあります。「まじめに治療します」といいながら、裁判で執行猶予が出ればきっと通院はしないのだろうなと思われる人たちです。

しかし、だからといって常習的に万引きする人たちの病理をそのままにしておくことはできません。ひとりの人が何度も罪を犯し、何度も裁判にかけられ、何度も服役して、それでも止まらない……こんな現実のために莫大な税金が投入されています。誰にとってもプラスはありません。

そこで、私たちのクリニックでは、ひとりひとりゆっくり時間をかけて問診して総合的に判断し、診断基準Aを完全に満たしていなくても、職業的窃盗犯や貧困が理由での常習的窃盗犯でなければ「窃盗癖という依存症」であるとみなし、再発防止モデルに基づいたアプローチで回復を目指すことにしています。

本書ではここから、この状態を「万引き依存症」としてお話ししていきます。造語ではありますが、そうとしか言いようのない人たちが現実にたくさんいます。もしかするといまこの瞬間も、日本のどこかではじめて万引きをし、依存症への最初の一歩を踏み出している人がいるかもしれません。それは決して幸せになれる行為ではありません。

万引き行為に依存している人たちの多くは、「やめたい、でもやめられない」という相反する感情の狭間でもがき苦しみながら万引きを繰り返しています。常習的に万引きをしながら一切の苦痛を感じていない人は、我々の治療カテゴリーには該当しません。

そして万引きされることでとても苦しんでいる人がいます。私たちはその現状を変えるために、「依存症という病気である」、「再発防止や回復は可能である」というふたつの視点から、この問題に取り組んでいきます。

当クリニックでは、２０１６年から万引き依存症の人たちに向けた専門外来をはじめました。それまでにも万引きを繰り返す人の相談や受診はありましたが、特化した治療プログラムはありませんでした。

これまでアルコールや薬物、処方薬といった物質依存を中心に取り扱ってきた私たちが、この外来を立ち上げたのは、これからの時代、行為・プロセス依存が社会のなかで増えていくという認識からです。

その際、２００５年にスタートした、痴漢や盗撮、露出や小児性犯罪など性的逸脱行動をやめられない人を対象とした性依存症の再発防止プログラムをモデルにしました。

依存症治療に長年関わる者として、万引き依存症は避けて通れない問題でした。これは日本にかぎったことではなく海外でも注目されている領域で、アメリカなどでも研究が進んでいます。

しかし、日本では治療のための専門機関が圧倒的に少ないのです。特に、自宅からの通院治療で回復を支援していく場所がほとんどありません。摂食障害を併発している万引き依存症者を受け入れている入院施設はすでに何か所かありますが、当院のような通院治療を行う医療機関は全国的にまだとてもめずらしというほかありません。

摂食障害を合併している場合は、身体管理が必要です。生命を維持するのもむずかしいほど低体重になった人は、まず身体機能が回復しないと何もできないからです。万引きの現場を押さえられ逮捕されたものの、警察での取り調べに心身が耐えられず、そのまま保釈されるケースさえあります。そうすると本人はまた同じことを繰り返し、家族はどうしていいかわからず振り回され、次第に疲弊し、燃え尽きてしまいます。

ゆえに、入院治療は家族にとっても大きな意味があります。先に紹介したDさんのケースでも、家族は絶望感に苛(さいな)まれていましたが、本人が入院を強く拒否しました。こうなると打つ手がありません。

入院中は身体管理をしながら回復を目指すのと並行して、みずからの万引き依存症と向き合う時間があります。摂食障害と万引き依存症、両方の問題を抱えた人が全国からやってきて、一定期間入院し、いずれ退院する。これが、そうした入院施設の治療の流れです。

ところが、閉鎖病棟に入院したなら当然、万引きはできないのでその間は自然に止まっているという考えは、どうやら間違っているようです。入院経験者の話では、院内での窃盗問題は尽きないし、院外でも少し離れたところにあるコンビニやスーパーで万引きの再発があるようです。入院施設で治療したからといって、必ずしも盗む行為が止まるわけではないことがわかります。

一方、これから詳しく見ていきますが、当クリニックに通っている人のほとんどは摂食障害を併発していません。だから身体管理の必要がなく、入院の必要もありません。基本的には、自宅もしくは家族のもとから通院で治療に臨みます。

万引き依存症の人たちにとって、入院は大きなメリットがあります。完全にはなくならないとはいえ、人里はなれた環境にある閉鎖的空間にいるかぎり、万引きの再発リスクは低いです。本人も家族も安心できます。社会と切り離された「万引きしようがない」環境は、疲れ切った心身に安息をもたらすでしょう。

しかし、死ぬまでずっと入院していることはできません。摂食障害があってもそうでなくても、必ずいつかは社会のなかへと戻っていかなければならないのです。

そうすると、これまでの犯行の舞台となっていたスーパーやコンビニ、ドラッグストアや大型ショッピングセンターがそこかしこにあります。そうしたものを目にしただけで、トリガー（引き金）が引かれ、万引きしたい欲求にスイッチが入り、行動に移してしまう自分を止められなくなります。

トリガーは、そうした「場」である人もいれば、「もの」である人もいます。自分のなかに沸き起こった「感情」の人もいます。いずれにしろ、日常のなかにあふれています。それゆえ退院したあとに必ずといっていいほど再発する、これが入院治療の現実です。「盗めない環境で、盗まない」は、それほどむずかしいことではありません。そうではなく「盗める環境で、盗まない」ための治療が必要なのです。

万引き依存症には女性、しかも主婦が多い

当クリニックの通院治療を受けるには、条件があります。

週3回から最大6回はクリニックに通い、裁判終了後1年間以上は通院を継続すること――これに了承してもらってはじめて治療をスタートできるのです。

また、先ほどお話したような、裁判を有利に進めたいという目的の受診はすべてお断りするために、電話予約を入れる段階で本人から詳細にヒアリングし、家族にも治療の説明をして同意を得ます。同時に、家族支援グループの案内もします。

この段階で、通院をあきらめる人も一定数います。住んでいるのが遠方なので通えない。あるいは裁判が迫っていておそらくは実刑になるだろうと、理由を話してくれる人もいます。刑務所に収容されれば通院は不可能です。

ただ、後者のような人でも、本人が強く望めば刑務所内にいながら私たちスタッフと手紙をやり取りし、治療へのモチベーションを保ちつづけることはできます。これを「刑務所からの手紙」プログラムと呼んでいます。

遠方から問い合わせてきた人のなかには、クリニックの近くにマンスリーマンションを借りて一時的に住まいを移し、通院をはじめたケースもあります。こうして「盗んでいた」ときと環境を大きく変えることは、治療するうえで有効です。

万引き依存症から抜け出したくて当クリニックまでたどり着いたのは、どんな人が多いのか。ここからは、２０１６年の専門外来開設以来受け入れてきた２１７人の実態を紹介します。

まず男女比ですが、当クリニックの場合は圧倒的に女性が多いです〈図1-2〉。「平成26年版 犯罪白書」で「前科のない万引き事犯者」として調査対象となっている人たちの構成〈図1-3〉は、男性３１７人、女性２２９人で男性が多いのですが、この違いは当クリニックが「万引き依存症に苦しむ人たち」を受け入れているところから来ると推察されます。

図1-2　クリニックに通院している人の男女比

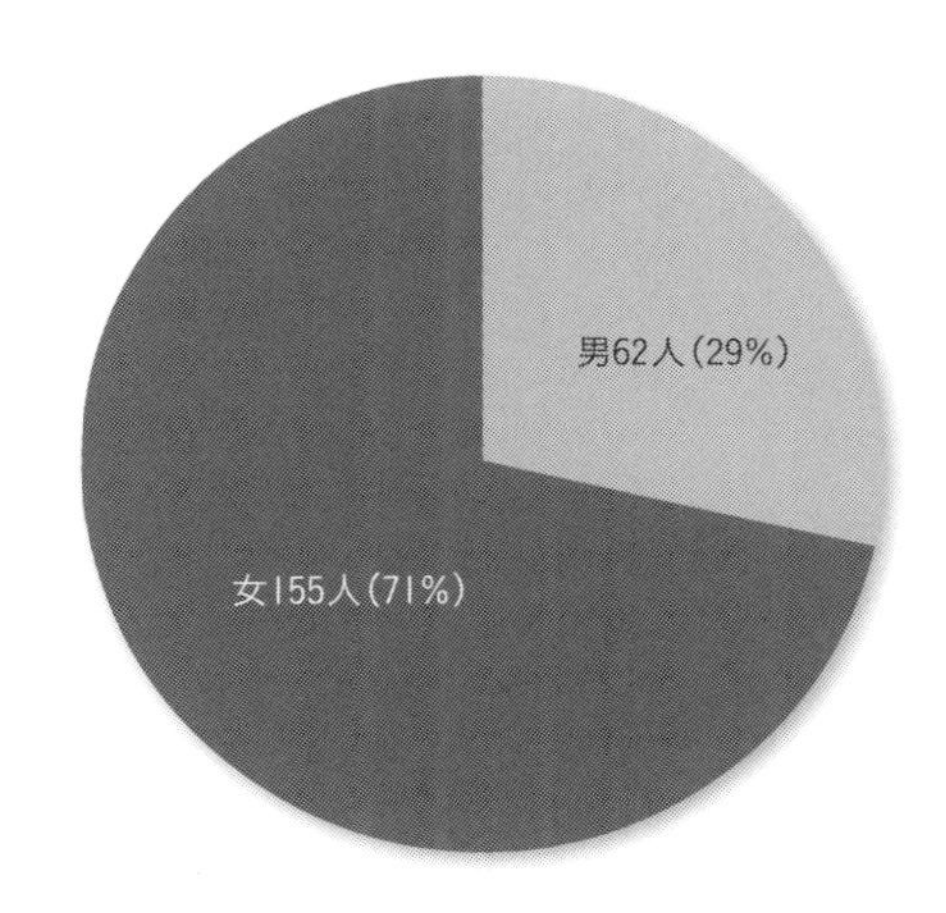

図1-3　前科のない万引き事犯者 年齢層別構成比
平成26年版 犯罪白書

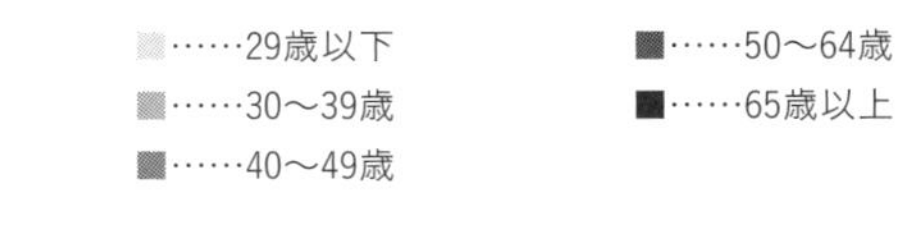

	29歳以下	30〜39歳	40〜49歳	50〜64歳	65歳以上
総数（546人）	20.3%	17.8%	15.9%	26.7%	19.2%
男子（317人）	28.1%	18.0%	13.9%	24.6%	15.5%
女子（229人）	9.6%	17.5%	18.8%	29.7%	24.5%

注　法務総合研究所の調査による。
　　主たる犯行の犯行時の年齢による。

実刑を受けた万引き事犯者のなかには、盗んだものを換金している、つまり職業的に万引きをしている者も含まれます。もう一度、37ページの〈図1-1〉を見ると、万引きをした動機に「換金目的」があり、29歳以下の男性にいたっては半数近くを占めています。30代、40代にも、その目的から盗んだ者が一定数います。女性でも29歳以下の若年層に見られますが、数としては少ないと言えます。

当クリニックに通う人の年齢層を示したのが〈図1-4〉です。初診時の年齢をもとにしています。〈図1-3〉と比べると29歳以下の若年層は少なく、30～50代の働きざかりの世代、そして60歳以上の高齢者層が多いのが特徴です。

次に、その生活状況を見てみましょう。〈図1-5〉、〈図1-6〉にあるとおり、家族と同居している人が過半数を占め、現在夫、妻がいる人も同じく半数以上になります。大まかにいうと家庭人が大多数で、女性にかぎっていえば主婦が多いです。離婚歴があって現在は独身という人もいますが、実は「万引き依存症が発覚して離婚した」という人は少ないです。これについては第6章で詳しく検証します。

当クリニックにつながったきっかけとして、本人が自発的にというより家族に後押しさ

図1-4　クリニックに通院している人の初診時の年齢

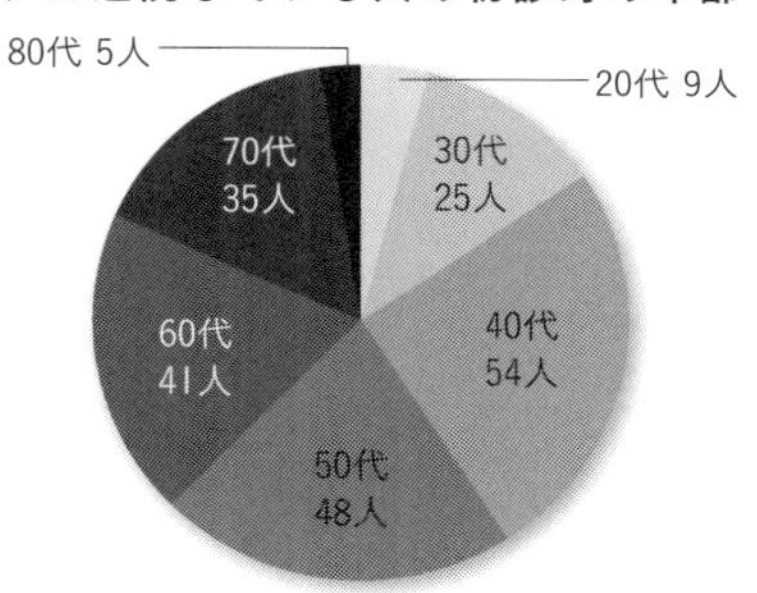

図1-5　クリニックに通院している人の同居家族の有無

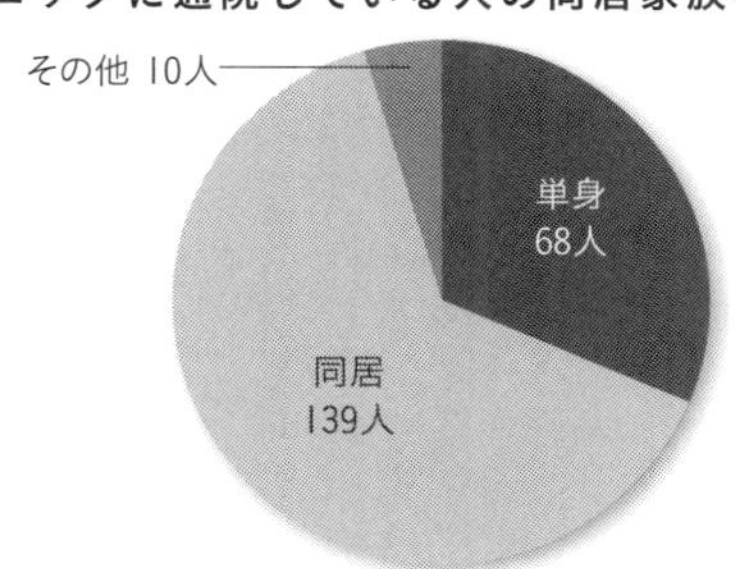

図1-6　クリニックに通院している人の初診時の結婚歴

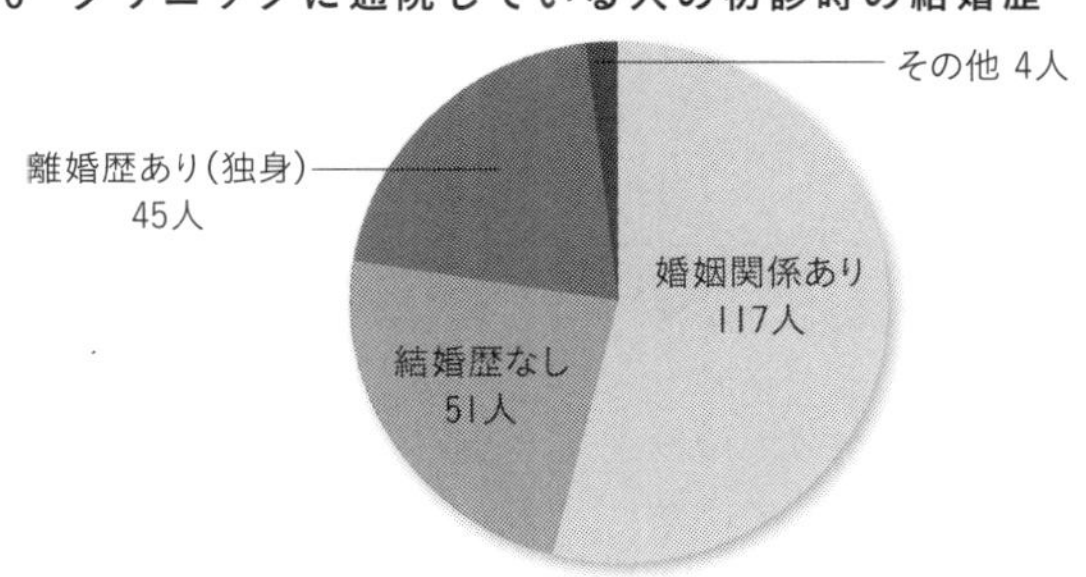

図1-7　前科のない万引き事犯者 居住状況別構成比
平成26年版 犯罪白書

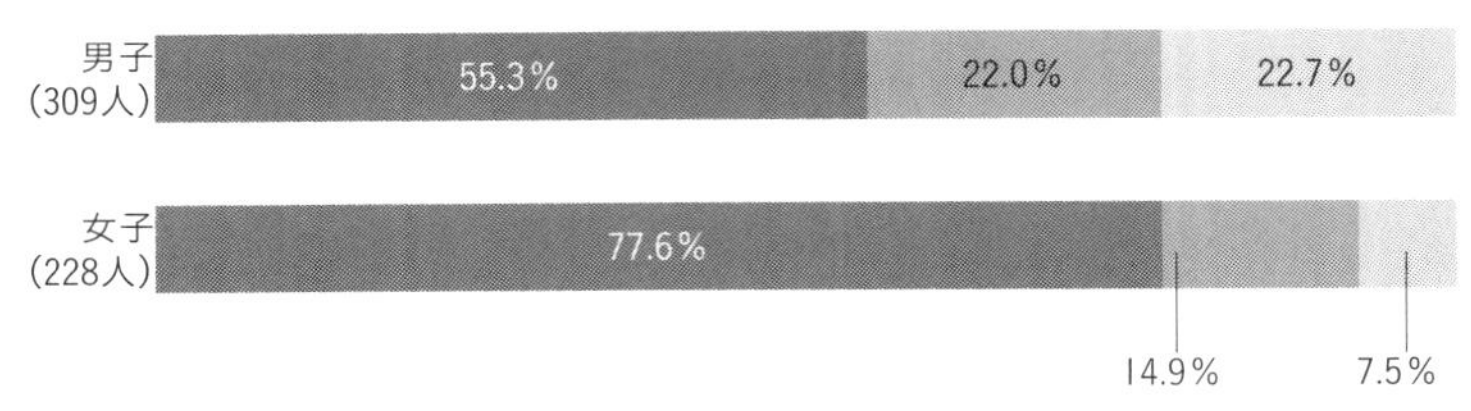

注 法務総合研究所の調査による。
居住状況は、犯行時のものであり、複数の窃盗事件がある場合には最初の犯行日による。
単身居住者のうち、交流のある近親者の有無が不明の者を除く。

図1-8　前科のない万引き事犯者 婚姻状況別構成比
平成26年版 犯罪白書

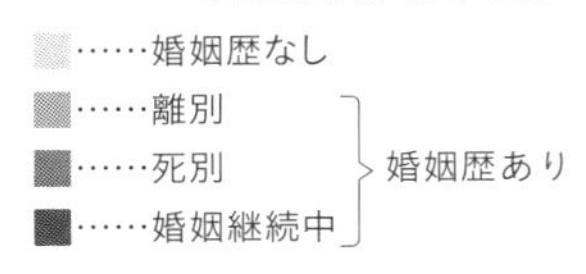

注 法務総合研究所の調査による。
婚姻状況は、犯行時のものであり、複数の窃盗事件がある場合には最初の犯行日による。
婚姻歴または犯行時の婚姻状況が不明の者を除く。
「離別」は、犯行時に配偶者と離婚していた場合のほか、婚姻関係が事実上破綻していた場合を含む。

れて来る場合が多いということも、この結果に表れています。万引き依存症は家族も巻き込みますから、疲弊した家族がどうにかできないかとネットで検索して治療できることを知る。そして一縷の望みを胸に、クリニックに電話をかけてくるのです。最初は家族だけが受診し、後に本人の治療動機が高まり受診する、というケースもあります。ほかには弁護士から勧められて、というのも典型的なパターンです。

つまり万引き依存症のなかでも家族がいる人がクリニックにつながりやすい、という側面がないわけではないということです。が、「犯罪白書」にある〈図1-7〉、〈図1-8〉を見ても、結婚して家族と同居している人、というのが万引き依存症者の中心層であるようです。

最後に、受刑歴の有無についてです。〈図1-9〉を見てください。

当クリニックに通っているのは、受刑歴のない人が半数以上です。ただ、それは、いままでしてきた万引きの回数が少ない、もしくは依存の度合いが深刻ではないという意味ではありません。

万引きを繰り返せば繰り返すほどそのスキルは上がっていくので、見つかりにくくなり

図1-9　クリニックに通院している人の受刑歴

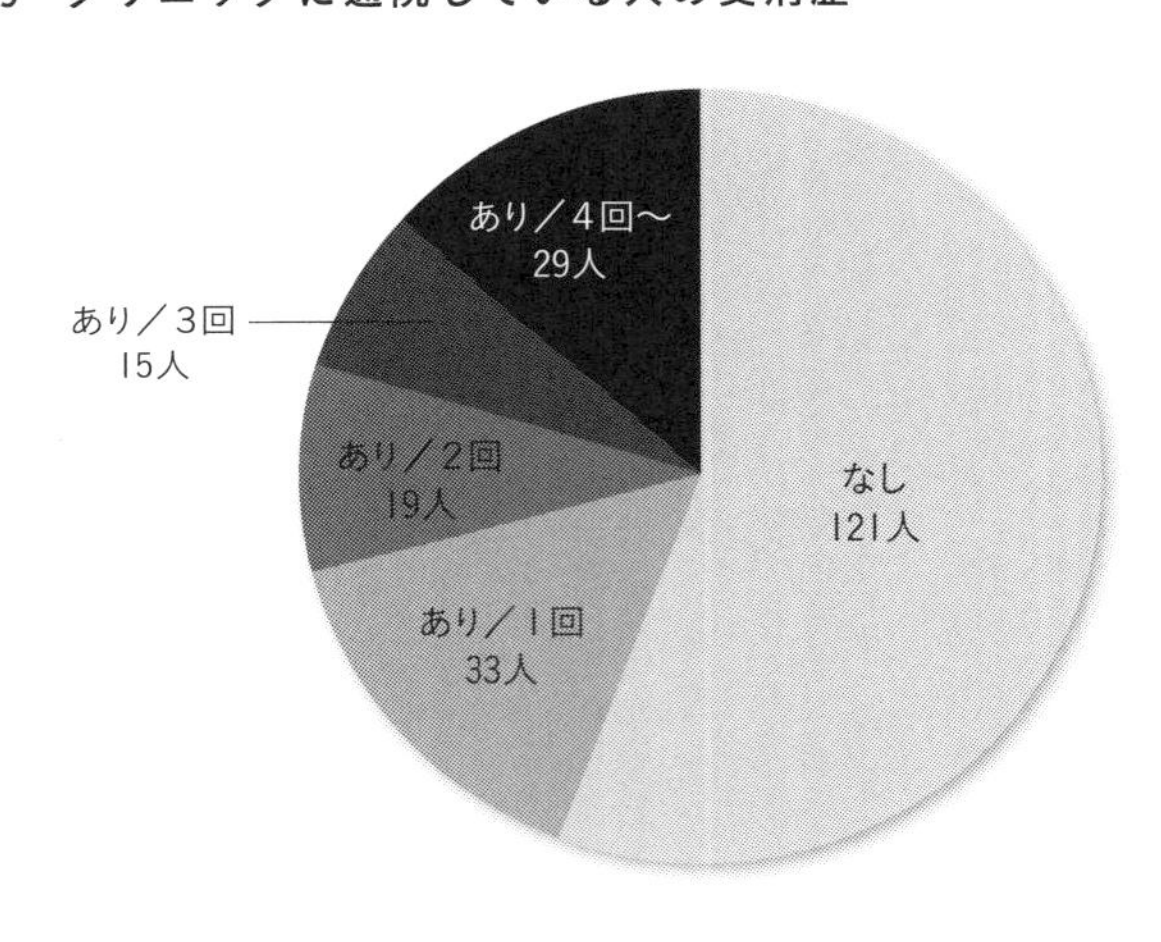

ます。そしてGメンに捕捉されたからといって必ず警察に通報されたり、被害届が出されたりするとはかぎりません。さらにいうと、逮捕されても罰金刑で終わることが多く、裁判までいっても最初は執行猶予判決がつきます。5回も6回も逮捕されてはじめて裁判に出廷し、実刑判決が出ます。

ですから受刑歴がないといっても、クリニックまで来る人たちはこれまでにおびただしい回数の万引きをしていて、すでに家族の手には負えなくなっています。

それにしても、受刑歴が3回、4回、それ以上という人たちを見ると複雑な気持ちになります。万引き常習者には依存症の側面があることがもっと知られ、少なくとも

1回目の受刑ののちに社会のなかでそれを治療することができたなら、こんなに何度も服役しなくてもよかったはずです。被害店舗も少なくなるし、本人も家族も回復を目指せます。社会的損失がこれ以上出るのを食い止められるということです。

聞くところによると、執行猶予期間中の再犯の場合、逮捕、勾留、そして起訴されてから公判を経て判決が出るまで、人件費を含めると1000万円以上がかかるそうです。また、刑務所では受刑者ひとりの服役生活が年間約300万円の税金で賄(まかな)われていると言われています。

そうして刑罰に処したところで、彼らの多くは出所後にまた再犯にいたります。受刑回数が多くなればなるほど刑も重くなります。これを累犯常習窃盗といいます。過去10年間のうちに3回以上これらの罪で懲役刑を受けた人が新たに罪を犯すと、3年以上の有期刑になります。となると、ますます社会とのつながりが希薄になり、孤立し、再犯のリスクが高まるというのは万引き依存症に限った話ではありません。

自身の、家族の万引き依存症で悩む人がいたら早めに専門機関に相談してほしい。それが結果的には、被害店舗を、ひいては社会を守ることになるのです。

第2章

被害者が見えづらい深刻な犯罪

発生件数のわりには見えにくい犯罪

万引きは悪いこと。そう言われて否定する人はいないでしょう。ですが、「万引きは加害行為である」と言われると少し考え込んでしまうのではないでしょうか。

スーパーなどの小売店にお客さんとして行くだけだと、商品を選んでいるとき、隣に立っている人が品物をこっそりバッグに入れたとは思いません。レジで後ろに並んでいる人が買い物かご以外の場所、たとえばポケットなどに商品をねじ込み、その代金を支払わずに店を出ようとしているとは想像しません。

万引きは身近なところで頻繁に起きている犯罪なのに、日常のなかではめったに出くわすことがありません。Gメンに取り押さえられるときも、その後バックヤードに移動するときも、ほかの利用客の迷惑になると考えているのか、店舗側はできるだけ人目につかないよう配慮しているからです。

いつも疑問に思っているのですが、スーパーやコンビニで「万引きは犯罪です」、「万引き厳禁！」などのポスターが貼ってあるのを私はほとんど見たことがありません。万引きが発生していないわけがないにもかかわらず、注意喚起がされていないのです。

いいえ、しにくい理由がきっとあるのでしょう。たとえば、それを見ることでまるで自分たちが疑われるように感じる利用客がいる。駅構内に「痴漢は犯罪です」というポスターを貼ってもそうした苦情は来ないと思われるだけに、不思議でなりません。

そんな背景もあり、万引きは実際に発生している数のわりには、人目に触れにくい犯罪と言えます。それが、店舗側の被害が見えにくくなっているひとつの要因でしょう。

ですが、こうしているいまも日本のどこかでおびただしい数の万引きが行われています。店舗は被害者で、万引きをした人は加害者です。万引き依存症の治療にあたるときは、このことを忘れてはなりません。

ではここで、万引きの被害についてあらためて考えましょう。

万引きは、刑法において「窃盗」に区分されます。

窃盗は大きく①侵入窃盗、②乗り物盗、③非侵入窃盗に分けられます。①は空き巣など建物に侵入して盗むこと、②は自転車やオートバイ、自動車を盗むこと、③には万引きのほか車上・部品ねらいや置き引きなどが含まれます。

「平成29年版 犯罪白書」によると、前年の窃盗認知件数のうちもっとも多いのが自転車盗で全体の32・7％を占めています。その次が万引きで15・6％です〈図2-1〉。

平成9年からの認知件数の推移を見ると、非侵入窃盗全体は大きく数を減らしているなかで、万引きはほぼ横ばいです。平成28年には11万2702件を記録しています〈図2-2〉。

年間で11万2702件も認知されているということは、1日に300件以上の万引きが全国で起きているということです。「そんなに！」と思われたでしょうか。それとも「たったそれだけ？」と思われたでしょうか。

認知件数とは、通報を受けて警察がその犯罪の発生を認知した数で、俗にいう「警察沙汰になった」事件がこれだけあります、という意味です。

一方で、実際に起きた事件の数は「発生件数」といいます。これを仮に「（Gメンによって）捕捉され、店舗側が把握した万引きの数」とします。

2010年、店舗が万引き被害を把握した場合、すべて警察に通報し、警察はそれを厳

図2-1　窃盗 認知件数の構成比　　平成29年版 犯罪白書

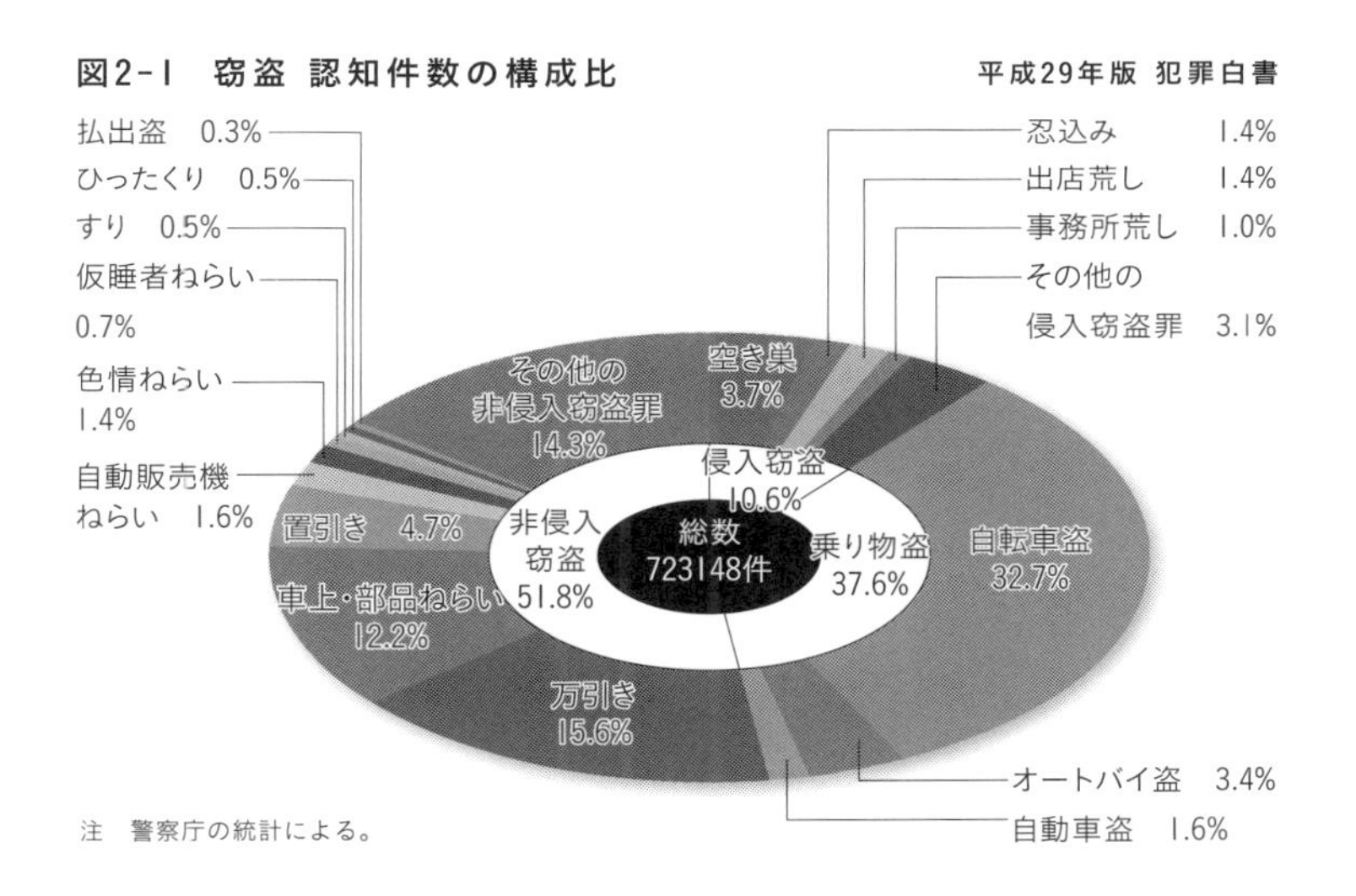

注　警察庁の統計による。

図2-2　窃盗 認知件数の推移　　平成29年版 犯罪白書

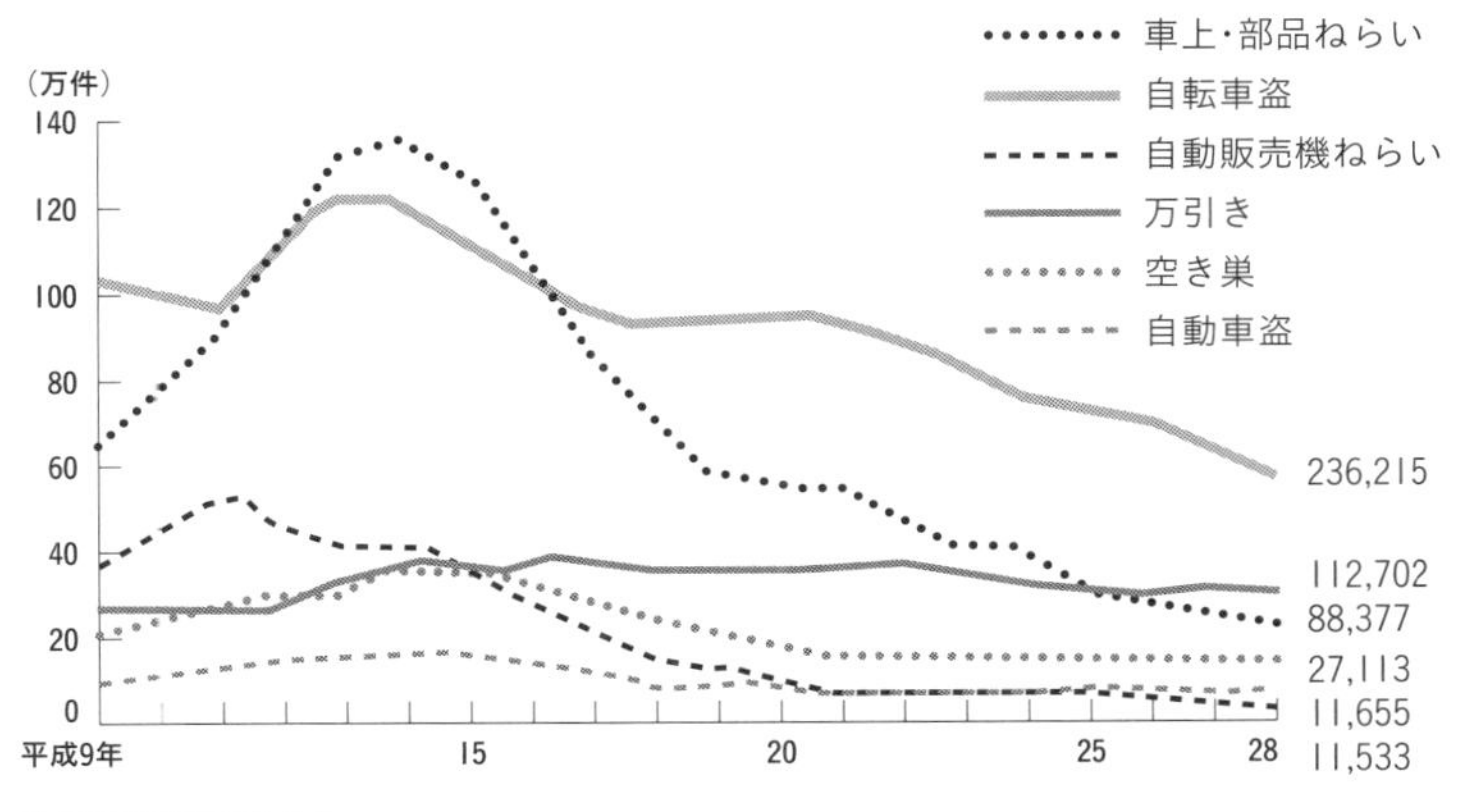

注 警察庁の統計による。

しく取り締まるべきという通達が警察庁から全国の警察本部に出されました。いわゆる「全件通報」といわれているものです。

ですが、それに素直にしたがって万引き犯が捕捉されるたびに通報している店舗ばかりではなさそうです。当クリニックに通院している人たちからも、「お店で捕捉されたけど、警察は呼ばれなかった」という話を聞きます。

〈図2-2〉を見ると、2010年（平成22年）の前後で認知件数に大きな変化はありません。通報をする店舗は全件通報といわれる前からしているし、しない店舗はやっぱりしないのが実情のようです。特にチェーン展開しているスーパーや大型ショッピングモールなどでは、本部がそのルールを決めていることもあり、現場はそれに従います。

残念ながら万引きの発生件数は公式に調査されていませんが、こうした事情から考えると認知件数を大きく上回る数値となることは簡単に予想できます。

ちなみに、警察に通報した店舗が必ず被害届を出すかというと、それもないようです。全国万引犯罪防止機構が行った「第11回 全国小売業万引被害実態調査」（平成28年）によると「全件、届出する」55・3％、「届出するのはケースバイケース」38・9％、「届出しない」0・7％という調査結果があります。

同調査では、ケースバイケースと答えた店舗の判断基準も明らかにしています。「特にない」が65・5％と多いものの、「ある」という回答も34・5％から寄せられています。内訳は、「被害額の大きさ」31・２％、「犯行の回数」５・２％、「その他」61％でした。

あくまで推測ですが「その他」には、「金額を出して買い取った」、「家族が身柄を引き受けた」、「初犯なので見逃された」などが含まれるでしょう。ただし、初犯というのはあくまで自己申告であって、本当かどうかはわかりません。

前科がつかないまま、繰り返される

あとで詳しくお話しますが、ひとりの万引き犯が捕捉され、お店が盗んだ商品やその金額を把握し、身元を聞き出して、警察に通報し、被害届を出し、警察の指示のもと実況見分に立ち会うなど捜査協力をし……となると、店舗側は多大な労力と時間を奪われます。３００円の被害でも１万円の被害でも、手順は同じです。

警察に通報するほうが、時間的、マンパワー的「ロス」になることも考えると、被害額や状況にかかわらず全件通報と言われても、歓迎できないのはわからないでもありません。

そうすると、発生件数と認知件数のあいだにはそもそも大きな差があることがわかります。これを「暗数」といいます。万引きはこれが非常に多いと考えられます。

〈図2‐1〉では、窃盗とひと口にいってもさまざまな手口があるのを見ました。空き巣や自転車・バイク窃盗、車上荒らしなど多くの窃盗において、盗まれた被害者が「ま、いっか」と思い通報をあきらめるということはあまりないように思います。だいたいの人は警察を呼ぶでしょう。そうすると、発生件数と認知件数とのあいだに、それほど大きな開きはなさそうです。仮に手口別発生件数のグラフが作れるとしたら、万引きはほかの手口と比べてダントツ1位に躍り出るでしょう。

さらに万引きの場合、「お店側がすぐに被害に気づかない」ことも考えられます。大型家電なども盗み出す組織的な万引きは別として、万引きを繰り返す人たちが盗むものはだいたいが安価で、サイズも小さなものです。在庫のチェックや棚卸しをするまで気づかなくても不思議ではありません。空き巣や車上荒らしでも「被害に気づかない」ことがないわけではないでしょうが、万引きはその数が圧倒的だと思われます。当クリニックに通院する患者からのヒアリングでも、店舗側に見つかるのは10回に1回ぐらいだと聞いたことがあります。

あとになって盗まれたことに気づいても、それが万引きによるものなのか、その他の原因によるものなのかは判明しづらいものです。その他というのは、たとえば従業員による窃盗などが考えられますが、これは万引きとは別の問題ですので本書ではとり上げません。

認知はされていないけど発生はしている万引きに、発生していることすら把握されていない万引きを加えると「暗数」はさらに膨らみます。「犯罪白書」のグラフだけでは実態が浮かび上がってこないことが、おわかりいただけたでしょうか。

次に、金額の面から被害を見てみましょう。

全国万引犯罪防止機構の調査によると、万引きによる被害額は1年間で4500億円を超えたそうです。

2007年の「商業統計」で、対象となる小売業事業所の年間売上高が98兆2044億5100万円と発表されたのを受け、その数字をもとに同機構独自の算出法によって導き出した数字です。

これは、1日あたり12・6億円が盗まれている計算になります。先ほど紹介した「万引きの1日あたりの認知件数＝約300件」で割ると、1件における被害額は約420万円。集団での計画的な窃盗でも、なかなかお目にかからない数字です。認知されている件数が現実とは大きくかけ離れていることが、被害額の面からもわかります。

万引き依存症の人たちが盗むものは安価で、小さなサイズのものが多いとお話しました。「平成26年版 犯罪白書」に「前科のない万引き事犯者 被害額別構成比」というデータがあります〈図2-3〉。

「前科がない」というのは決して「万引きをこれまでにしたことがなかった」という意味ではありません。警察に逮捕された後、起訴され、有罪判決が出てはじめて前科とカウントされます。〈図2-4〉を見ればわかりますが、前科はなくとも前「歴」がある者がほとんどです。何をしたことによる前歴なのかというと、同グラフには「万引きがもっとも多く，男子は228人，女子は204人に上った」と書き添えてあります。

万引きはよほど悪質でないかぎり1、2度逮捕されただけでは起訴までいかないことはすでにお話しました。また、クリニックの受診者の話を聞いていると、「はじめての万引

図2-3　前科のない万引き事犯者 被害額別構成比
平成26年版 犯罪白書

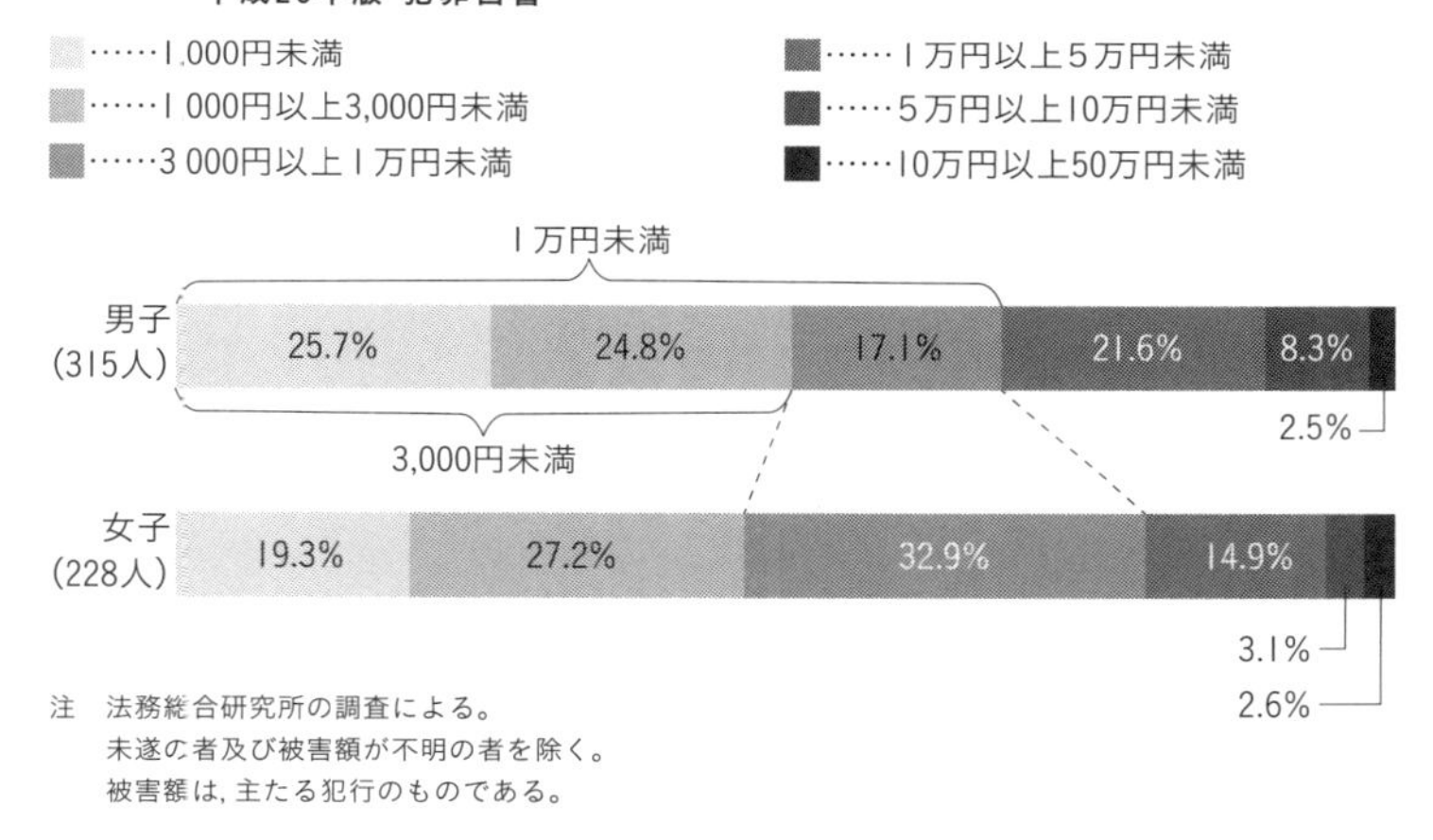

注　法務総合研究所の調査による。
未遂の者及び被害額が不明の者を除く。
被害額は，主たる犯行のものである。

図2-4　前科のない万引き事犯者 前歴の有無別構成比
平成26年版 犯罪白書

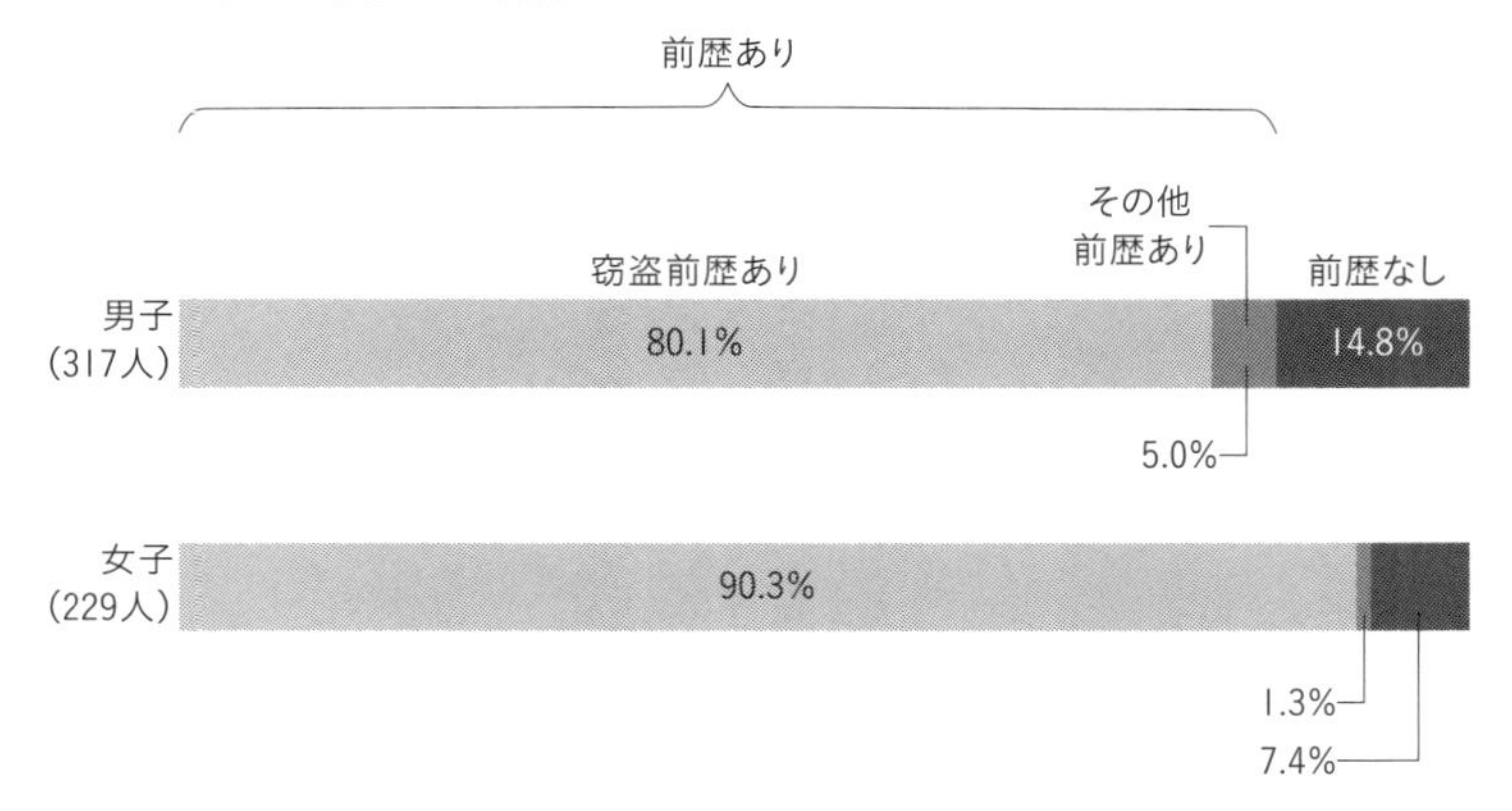

注　法務総合研究所の調査による。

きで、いきなり逮捕された」という例はほとんどなく、そこにいたるまで数え切れないほど万引き行為を繰り返しています。前科・前歴にすらならない万引きも、かなりの数してきているはずです。

ここから先は、「前科がない」とは決して「常習化していない」という意味ではないことを前提としてお話します。

万引きした品物の額は、女性だと「3000円以下」が半数近くを占めています。男性のほうがやや高額になっている傾向はありますが、全体的にそれほど高価なものを盗むわけではないことが明らかになりました。

10~50万円にもなる商品を万引きしているケースも含まれますが、はじめて、もしくはほんの数度の万引き経験でこれだけの「大物」を盗もうと思う人はそういないはずです。ここからも「前科がない」という意味をはき違えてはいけないとわかります。

ひとりひとりが万引きするものは少額、けれどもその発生件数が多いからこそ、被害総額は膨大になります。個々の店舗が受けるダメージの大きさもさることながら、これは社会にも多大な損失を与えます。

店舗は、まぎれもない「被害者」です。ひとりの人が同じ店で何度も何度も盗むこともよくあるので、精神的にもつらい思いをするでしょう。大型店舗ならまだしも、個人経営の商店では、死活問題です。

しかし、なぜか万引きをした人は「加害者」と認識されていないように感じます。

私たちは、クリニックに通う万引き依存症者をはっきりと「加害者」として認識し、そのように接します。彼らは依存症という病を患っていますが、同時に、自分がしてきた加害行為に責任を取らなければいけないからです。そのことなくしては、依存症からの回復はありえません。

加害と被害の構造が見えにくいせいか、万引きという言葉が軽く聞こえるせいか、万引きは犯罪のなかでも軽視されていますが、この損失はほかならぬ私たちに返ってきます。

小売店では最初から万引きによるロスを見込んで、そのぶんの金額を店頭にならぶ商品に上乗せしています。一部の大手ドラッグストアチェーンでは万引きは一切警察に通報しない決まりがあるそうです。いくら万引きされてもマイナスにはならないように価格設定をしてあるので、それでも構わないのだとか。

万引きを防止するのにも、万引き犯を捕捉するためGメンを派遣してもらうのにもコストがかかります。その対策をしない店舗のなかには、そこにお金をかけるより、すべての商品を値上げして万引きされる分を回収したほうがローコストだと考えているところもあるでしょう。

自分たちの支払った代金が間接的とはいえ万引き犯の利益になっているというのは、まったくもって気持ちのいい話ではありません。

金銭的な被害と同じくらい、深刻な被害

万引きがよく発生する現場のひとつに、スーパー、コンビニ、ドラッグストアと並んで書店があげられます。2016年6月の茨城新聞では、書店における万引きが特集されました。同市内に複数店舗を構える大手書店では「被害総額は年間1千万円を超える」といい、個人経営のお店の店主が「1冊盗まれると損失をカバーするには10冊売らなければならない」と嘆いていました。

また、本書の執筆にあたり、東京都内の駅構内にある小規模書店にヒアリングをしたと

ころ、万引きによる被害額は年間3００万円ほど。日に8０００円超が盗まれている計算になります。転売目的の職業的万引き犯が少なくないものの、あきらかに病的な常習化が見られる万引き犯もいるとのことでした。

もちろんただ手をこまねいているわけではなく、監視カメラを設置し、Gメンに見回ってもらい、さらには店舗従業員も声を出しながら巡回することで防止に努めているそうですが、それでも万引きはあとを断ちません。

そのうえ、いったん万引き犯を捕捉すると、本人の聞き取りから警察への連絡、事情聴取への対応などで数時間はかかるそうです。損害保険に入っている店舗だと、万引きされたことが発覚した場合、書類を提出する必要があります。そのために、在庫を確認して被害に遭った商品数をカウントし、保険会社への被害額を報告する書類を作成して保険会社に提出し、さらには警察に被害届を提出……となると、この作業にも数時間を要することになります。

万引き犯がひとりいるだけでも、店舗は大いに振り回されることがわかりました。

規模の小さな書店では損失をカバーするだけの体力がありません。個人経営の書店に年々その数を減らしていますが、万引きがその一因でないとは言えないでしょう。万引きというものに対して、する側の重さとされる側の重さはあまりに非対称的です。

万引きとは店頭から商品を盗むことなので、つい金額的な被害にばかり目がいきますが、それだけではないことが、先の書店へのヒアリングでも見えてきました。

万引き犯を捕捉するのは、主にGメン、私服保安員の仕事です。たいていの場合、保安会社から派遣されてきて、決められた時間内、店内を巡回します。全国万引犯罪防止機構の調査によると、万引き犯を捕捉したのは保安員というケースが8割強、店舗スタッフというケースが約1・5割となっており、捕捉についてはほぼ保安員に一任されていることがわかります。

店舗スタッフが万引き犯と関わるのは、彼らがGメンによって捕捉されてからあとになります。主に店長や現場の責任者が、事務所などのバックヤードでGメンとともに盗んだ商品、身元を確認します。

盗んだ商品を買い取れるか、身柄を引き受けにきてくれる家族はいるかなど必要事項を確認し、状況やお店のルールにしたがって警察に通報するかどうかを判断します。もちろん「全件通報」に則って、盗んだものが3万円でも300円でも警察に連絡をするというお店もあります。

これらがすべてスムーズにいけばいいのですが、万引きを繰り返す人はとかく嘘をついたりごまかしたり話をはぐらかしたりしますので、みなさんが思っているよりずっと長い時間がかかります。

土下座をしながら涙ながらに謝罪し、見逃してもらおうとする者も多いようです。依存症の問題があってもなくても、万引きを繰り返している人にとって土下座は常套手段、店舗スタッフとしては見慣れているでしょうし、白けた気分にもなるでしょう。それだけならまだしも、スタッフや同席しているGメンに暴力をふるおうとする者もいるようで、一筋縄ではいきません。

警察が来たら来たで事情を説明したり、各種書類を記入したり、実況見分に立ち会ったりと、とにかくめまぐるしく、その間、日常の業務を停止せざるをえなくなります。捕捉した時間によっては勤務時間外まで対応することになり、そうでなくとも万引き犯への対応で後回しにされてしまった仕事のために残業するはめになることも容易に想像がつきます。

店舗としては百害あって一利なしともいえる万引き。金額だけでなく、多大なマンパワーもロスしていることは見過ごされがちです。

万引き犯への対応はいってみれば、何ひとつ生産的ではない仕事です。捕捉して本人に代金を支払わせたところで、または駆けつけた家族が代わりに支払ったところで、プラスになることはまったくないのです。あとには、徒労感だけが残るのではないでしょうか。

なかには、目の前にいる万引き犯のことを思い、「もう二度と万引きをしないように」と向き合い、戒めるスタッフもいるようです。万引き行為に依存していない段階であれば、それも幾分は効果があるかもしれません。

しかしどんなに誠意をこめて説得しても、もしくは厳しい言葉で叱責しても、依存症になった人には残念ながら届きません。彼らが万引きをやめるには、まず逮捕、そして治療が必要です。

万引き犯も驚く、初検挙時の処分の軽さ

「逮捕されなければずっと続けていましたか？」

これは当クリニックに通院する万引き依存症の人たちに対し、私が初診時に必ず投げかける質問です。彼らは決まって「はい」と言います。これはほかの、犯罪行為になる依存症にも共通する現象です。薬物も痴漢もほとんどの人が同じことを言います。

自分ではもうやめられない。家族や店舗の人の言葉でやめられるなら、とっくにやめている。薬物に依存していたある著名人が逮捕されたとき「（逮捕に）来てもらって、ありがとう」といったと報道されましたが、同じ心境だったと打ち明ける依存症者は多数います。もうどうしていいのかわからないまま犯行を重ね、それがやっと逮捕という形で止まる。そのことにほっと安心するのだそうです。

万引きという、他者への加害行為をしておきながら、「ありがとう」も「ほっとする」も、ずいぶん身勝手な考えです。けれど、これが彼らの本音なのです。

万引き依存症に陥ると、毎日のように盗みます。日常のなかで、盗んだものを目にしない日はありません。そんななかで「これまでの自分から変わる」というのはとてもむずかしいことで、意志が弱いとか強いとかはほとんど関係ありません。まずはずっと続いてきたその日常を断ち切ること。それが彼らを「盗んでいた毎日」から「盗まない毎日」へと変容していく第一歩です。

ではここで、全件通報をして漏らさず逮捕することは、有効かどうかを考えてみましょう。逮捕されないかぎり万引きを繰り返す人たちがいることを鑑みると、全件通報は有力な策のひとつだと思います。しかし店舗側の負担を考慮すると、現実的にはむずかしいでしょう。

そして、全件通報したところで、逮捕、起訴までいかなければ、現状ではあまり意味がないとも感じます。〈図2-5〉の調査では、はじめて検挙されたときの処分に対し、どの世代も「意外と軽かった」、「なんとも思わなかった」を合わせると半数以上を占めていることが明らかになっています。クリニックでヒアリングしても、だいたいの人が最初の裁判でも必ず執行猶予がつくことを知ったうえでやっています。

そこでやみくもに厳罰化を考えてもやはり現実味がないので、私は「早期発見・早期治

図2-5　はじめて検挙された時の処分をどう思ったか？
平成21年　万引きに関する有識者研究会

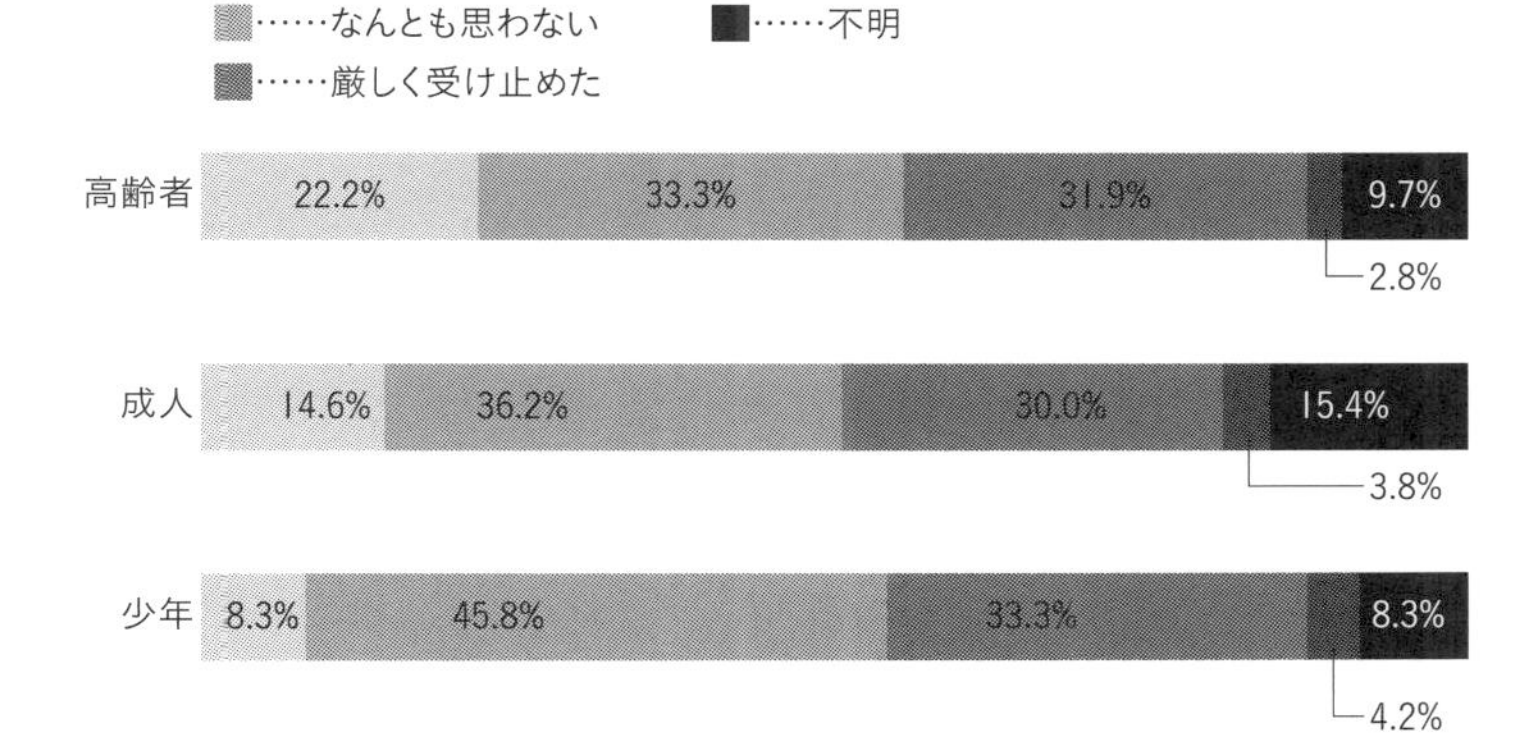

療」を提案します。まるでがん治療のようですが、まったく同じ考えです。はじめて検挙された人は、相応の処分と治療とをセットにして言い渡す、というものです。本人たちですら「意外と軽い」と思う処分を下すだけだと、ますます常習化するだけです。

なるべく早い段階で治療につなげ、「盗らない」方法を身につけることができれば、そこからの回復は早いと思われます。

しかし依存症のむずかしさは、「逮捕されなければ変われない」一方で、「逮捕だけでは変われない」点にあります。

それは万引きの再犯の多さにも表れてい

図2-6　前科のない万引き事犯者 再犯率
平成26年版 犯罪白書

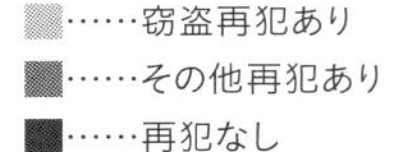

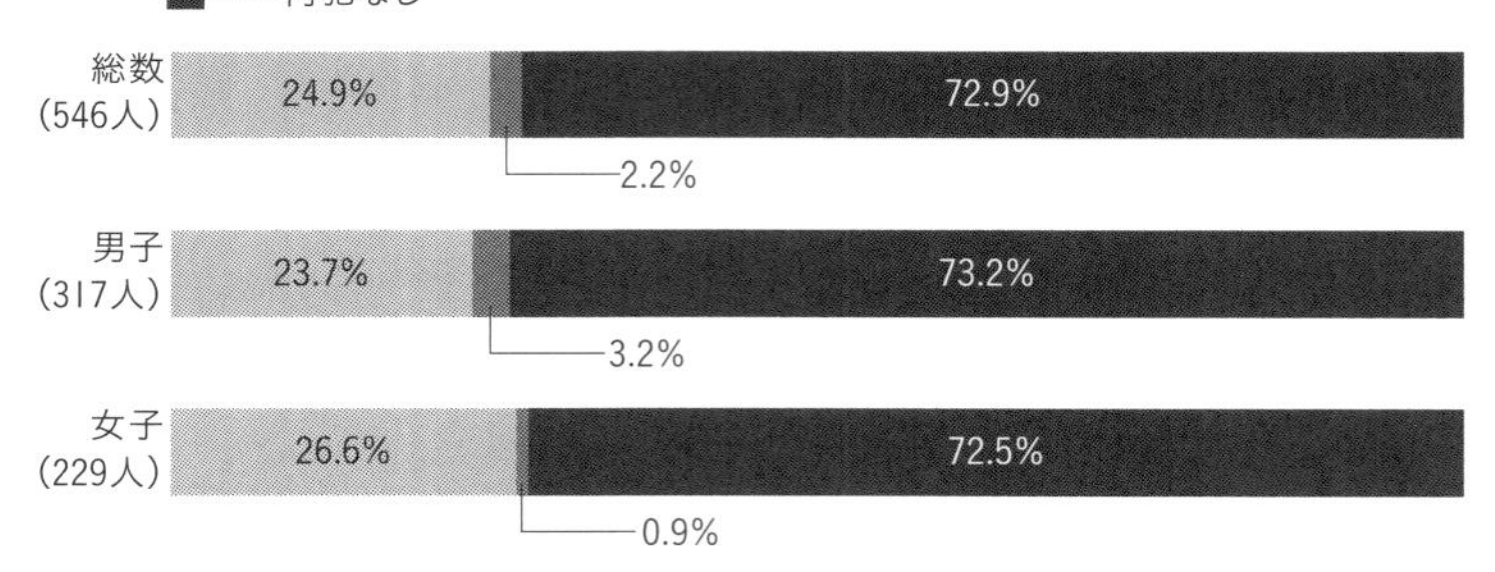

注　法務総合研究所の調査による。

ます。

「平成26年版 犯罪白書」はサブタイトルに「窃盗事犯者と再犯」とあり、万引きをはじめとする窃盗における再犯がさまざまな角度から考えられています。再犯とは、一度検挙された者が再び罪を犯して検挙されることをいいます。このなかでは、「前科のない万引き事犯者」の再犯についての分析が重ねられます。

全体の約4分の1――これが万引き事犯者の再犯率です。とても高いです。その他の犯罪もわずかに含まれますが、ほとんどが窃盗で再犯しています〈図2-6〉。

窃盗にはさまざまな手口がありますが、同調査では「前科のない万引き事犯者のうち窃盗再犯を行った者」136人中、9割以上が万引きで再犯していることも明らかになっています。万引きの罪を犯した人は、次も万引きで再犯する傾向があるとわかりました。年齢別に見ると男性の40~49歳、女性の65歳以上が特に高く、女性は全体として年齢があがるほど再犯率もあがります。

注目してほしいのは、窃盗の「前歴」があるかないか、ある場合はその回数別に見た再犯率です〈図2-7〉。ここでいう「窃盗前歴なし」は必ずしも「万引き経験がない」とイコールでないことは先に述べたとおりです。一瞥して、前歴が多いほど再犯率も高いことが見て取れます。

犯罪白書では「万引き事犯者」と大きなくくりで調査しているため、その背景にあるものは見えてきません。たとえばこのなかには摂食障害の問題を抱えている人や、認知症から万引きしている人、依存症になって万引きしている人がいるはずですが、それは数字には表れません。

しかし、生活状況について調査した項目はあります〈図2-8〉。男性の場合は生活に困窮している人ほど再犯しやすい傾向が見て取れますが、女性は生活状況が再犯に影響することはあまりないようです。37ページの〈図1-1〉にもあるように、生活困窮から万引

図2-7　前科のない万引き事犯者 窃盗前歴の有無・回数別再犯率
平成26年版 犯罪白書

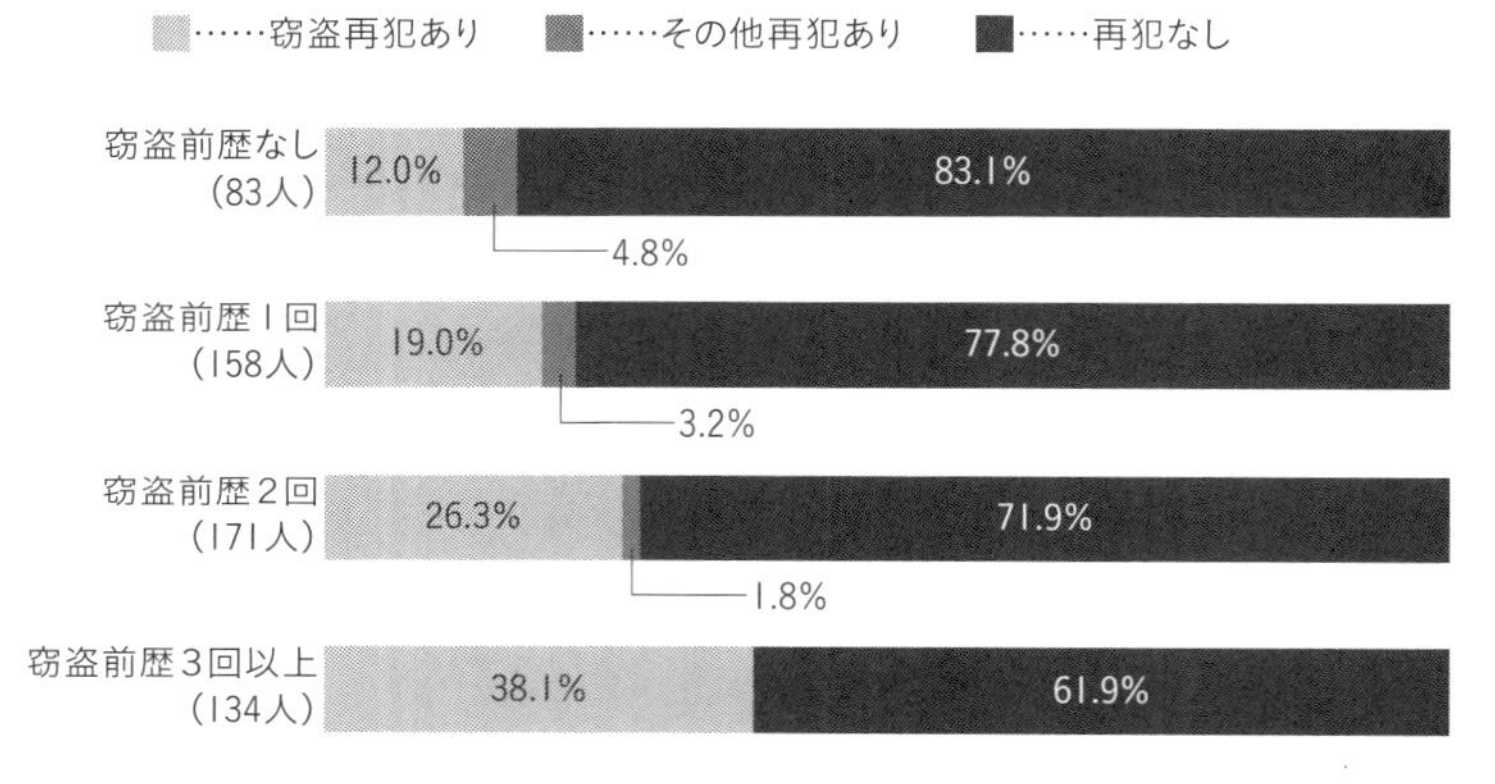

注　法務総合研究所の調査による。

図2-8　前科のない万引き事犯者 「生活困窮」該当の有無別再犯率
平成26年版 犯罪白書

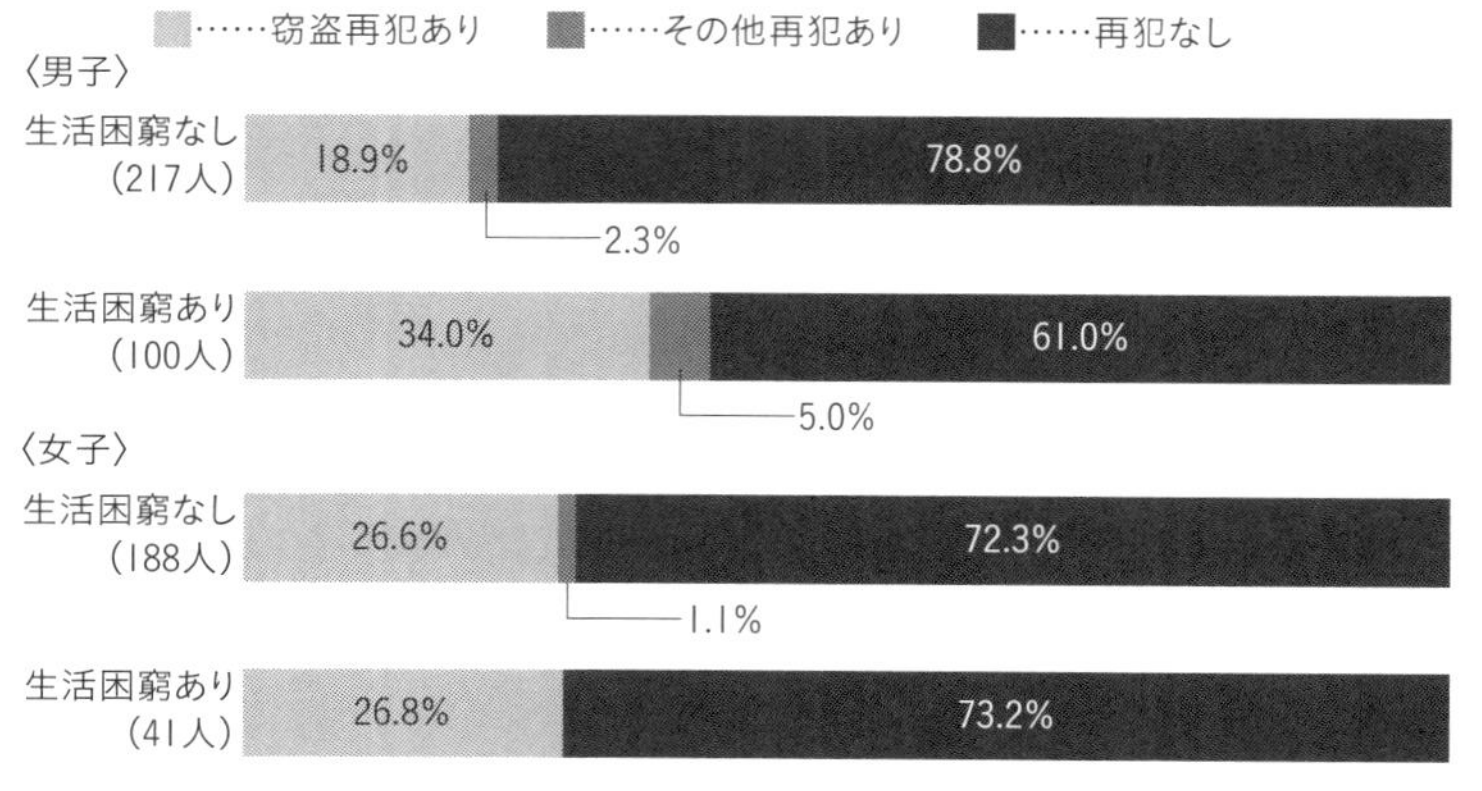

注　法務総合研究所の調査による。

きをした人の割合はそもそも男性のほうが高い傾向にあるので、そのことも影響しているのでしょう。

就労状況別に再犯率を見たときも同様のことが言えます〈図2-9〉。男性は安定した職業に就いているか、不安定な職業なのか、はたまた無職なのかで、再犯率にはっきりとした差が出ていますが、女性の場合はそれには左右されないようです。

一方で経済状況別再犯率を見ると、男性は収入が上がるほど再犯率が下がります〈図2-10〉。これはある意味わかりやすく、買えるお金があるのであれば盗まないということです。しかし女性は収入が増えるのと反比例して再犯率が増えます。女性が万引きする理由も再犯する理由も、「お金」ではなく別のところにあるのだろうということが見えてきます。

何度服役しても、出所後すぐ盗みたくなる

服役したあと社会に戻ったところで、経済状況は改善されないことがほとんどです。悲

図2-9　前科のない万引き事犯者 就労状況別再犯率
平成26年版 犯罪白書

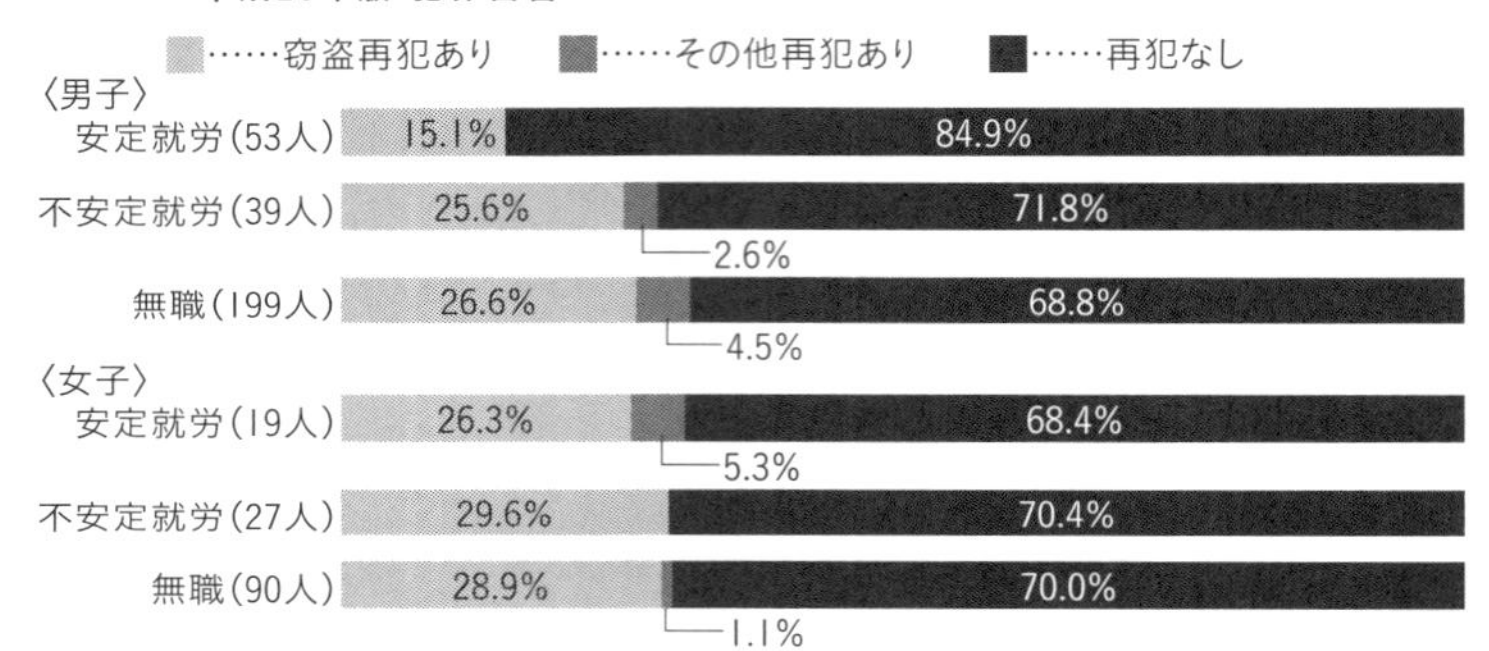

注　法務総合研究所の調査による。

就労状況は、調査対象事件の犯行時のものであり、数の窃盗事件がある場合には最初の犯行日による。

「安定就労」は、会社員等の正規被雇用者をいう。

「不安定就労」は、不定期派遣, アルバイト等をいう。

自営・会社役員, 学生・生徒, 主婦・家事手伝い及び犯行時の就労状況が不明の者を除く。

図2-10　前科のない万引き事犯者 経済状況別再犯率
平成26年版 犯罪白書

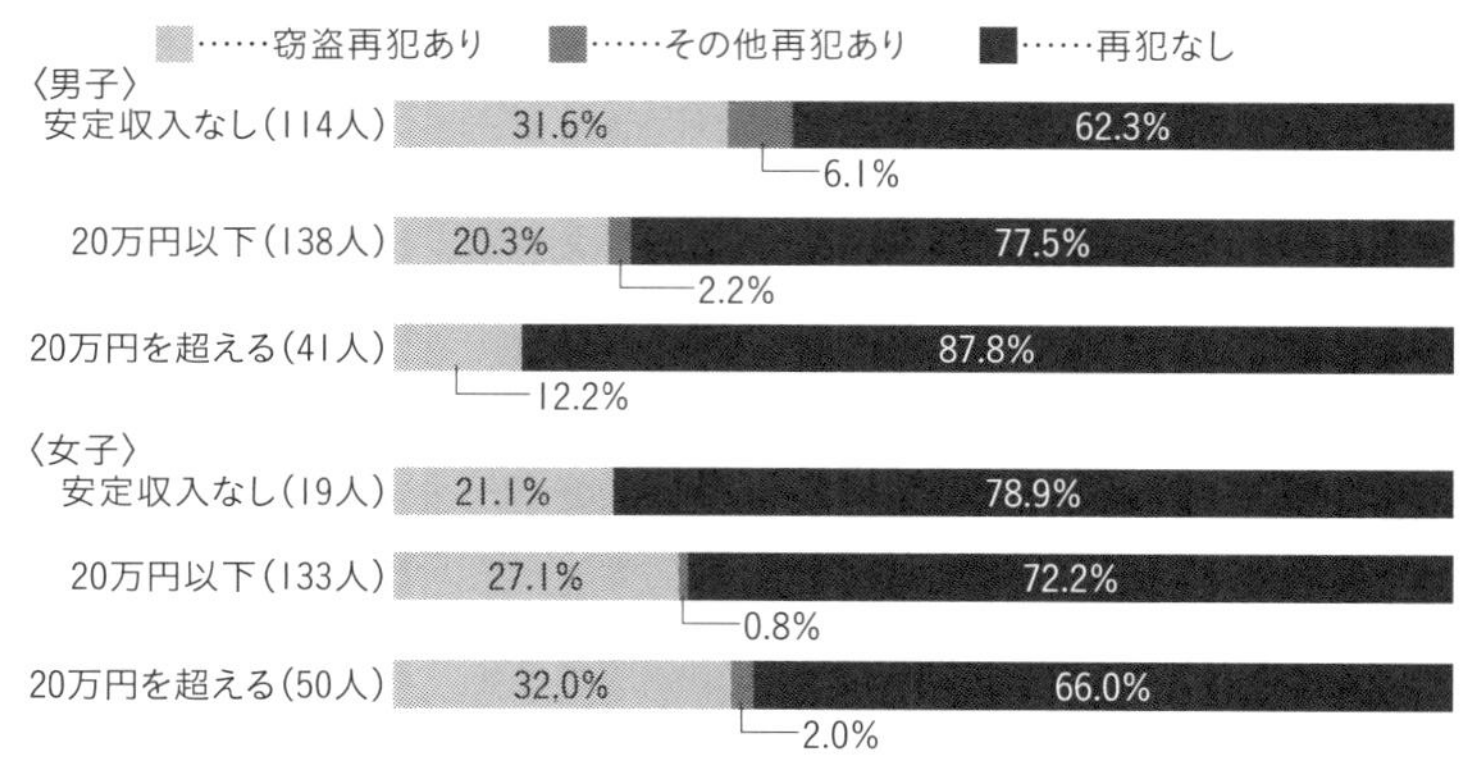

注　法務総合研究所の調査による。経済状況は、調査対象事件の犯行時のものであり、複数の窃盗事件がある場合には最初の犯行日により、金額は手取り月収である。経済状況が不明の者を除く。

しいかな、前科があれば就労は困難な現状があり、社会復帰できず経済的にさらに厳しくなることも考えられます。そうなれば服役以前に生活のために万引きをしていた人は、再び同じ理由から万引きせざるをえないでしょう。そうならないための支援、治療環境づくりが必要です。

同じことが、別の問題を抱えている人にも言えます。刑務所は罪を犯した人が「反省」をし、みずからの犯した罪と向き合って、更生する場所です。けれど、その人の持つ問題を解決してくれる場所ではありません。依存症を治療する場所でもありません。

第1章でもお話したとおり、刑務所にいるあいだは万引きできません。それが本人の自信になることもあります。これは服役経験のある薬物依存症の人からもよく聞く話です。

彼らはこれを「無力化された」と表現します。自分のなかにいた、薬物への悪魔のような渇望が力を失うのです。刑務所のなかでは薬物は手に入れることも使うこともできませんから、当然のことです。

そして「自分はこれで真人間になった」、「依存症が治った」と思い込むのです。憑き物が落ちたような気分になり、「出所したあとは、もうそんな気は起きないはずだ」という自信までわいてくる……のですが、それは偽りの自信でしかありません。

逆説的ですが、彼らにとって刑務所ほど安全な環境はありません。そこから社会に戻ったとき、彼らが薬物に耽溺するに至った根本的な問題が解決しておらず、薬物が入手できる環境にあれば、出所時の「もう二度と手を出さないぞ！」という固い決意が破られるのは時間の問題です。一度依存症になると、意志の力ではどうにもならないのです。

万引きに依存していた人たちも、「これでもう盗らない自分になれる」と思うそうです。ですが、スーパーもコンビニもないところで得た自信は、いわゆるシャバに戻ったときにほとんど意味をなしません。

ここでもう一度、「犯罪白書」のデータを見てみましょう。出所してから再犯するまでにかかる時間を調査した結果、ほとんどの人が1年以内に再犯しています〈図2-11〉。

ですが、何度も言いますがこれは検挙された万引きであって、出所してからそれまでのあいだにどれほどの盗みを重ねてきたかは、決して表に出てきません。お店で捕捉されたけど警察に通報されなかった、お店の人に見つかってすらいない、だと、それは再犯にカウントされないからです。

２０１７年に刊行された『万引き女子〈未来〉の生活と意見』（福永未来著、太田出版）は万引きというジャンルではめずらしい当事者本ですが、著者は一度目の服役から出所し

図2-11　前科のない万引き事犯者 窃盗累積再犯率 平成26年版 犯罪白書

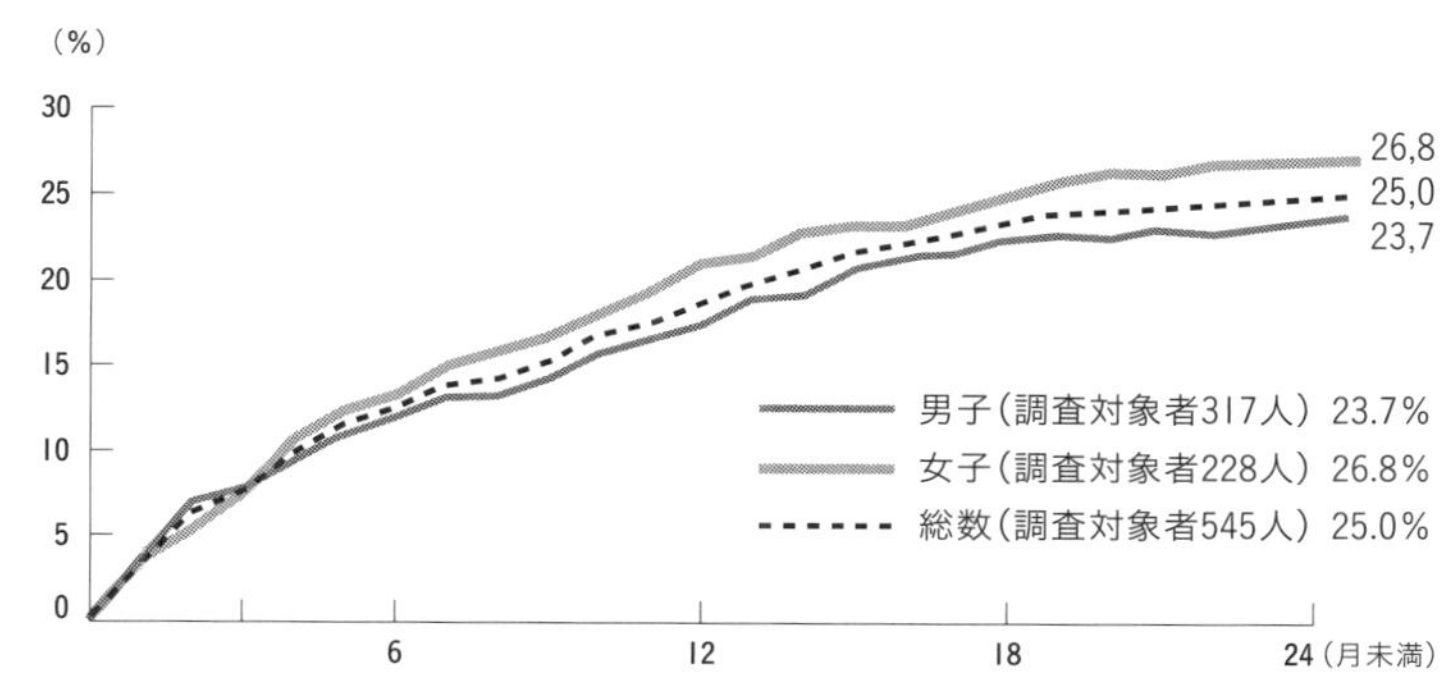

注　法務総合研究所の調査による。調査対象事件において、懲役(実刑)に処せられた者を除く。調査対象事件の裁判確定日から窃盗再犯の犯行日(複数の窃盗再犯がある場合には最初の犯行日による)までの日数を計上している。月数の算出においては、1か月を30日として計上している。調査対象事件の起訴後・裁判確定前に窃盗再犯を行った者については、1月未満として計上している。

てすぐ、万引きをしたい欲求に駆られ、ほどなくして盗む生活を再開したことを記しています。刑務所にいるあいだ、彼女は模範的な態度で評価されていたそうです。

当クリニックに通院している人たちの話を聞いても、これは万引き依存症者にとってはめずらしい話ではないとわかります。元々が真面目な性格の人たちなので、刑務所では模範囚。でもそれで「盗まない自分」になったわけではありません。社会に戻り、盗める環境になったから盗んだ。刑務所のなかで依存症はよくも悪くもなっていなかった……というシンプルなお話です。

元裁判官という経歴をもつ知り合いの弁護士から、「この人を刑務所に行かせても、出たらまたやるんだろうなぁ」と思いながら有罪判決を下していた、という話を聞いたことがあります。おそらく、検察官や弁護士など、窃盗の裁判に関わる人みんなが同じことを思っているでしょう。

いまの日本の司法にはそれ以外の選択肢がありません。万引きがやめられない人たちと接している人ほど、「罰を与えるだけでは、彼らを止められない」ことをよく知っています。

罪を犯した人が、裁判で判決を受け、その刑に服する。それ自体はとても重要なことです。けれど、それだけでは不十分なのです。万引きによる社会的損失は止められませんし、盗んでいる本人たちもやめられずに苦しいままです。

アメリカでは薬物事犯者を、通常の裁判ではなくドラッグコート（薬物裁判所）といわれるところで扱います。処罰ではなく、プログラムを受けさせることで依存状態を改善し、再犯を防ぐことを目的とした司法システムで、近年では、治療的司法（TJ：Therapeutic Justice）といわれるものです。

「DUI（driving under the influence＝飲酒や麻薬の影響下での運転）コート」もあります。アルコールの問題がある人による飲酒運転が社会問題となっている国のいくつかでは、処罰ではなく半年から1年のプログラムを強制的に受けさせることを義務づけています。

ドラッグ、アルコール……物質依存の代表選手です。万引きは、行為・プロセス依存のなかでもこれから増えていくに違いない依存症の代表格です。この治療的司法を応用できることは間違いがありません。

とはいえ、いまの日本社会にそのシステムが根づいていないことは厳然たる事実です。刑務所の中にも外にも、治療と教育を長期間、継続的に受けられる仕組みがありません。性犯罪や薬物犯罪には、刑務所内で特別改善処遇といわれる教育プログラムがあります。それがどこまで徹底されていて、効果を出しているかという議論はさておき、プログラムがあるということは、「ここを出たら同じことをしないように」というメッセージを発していることにもなります。

万引きを繰り返す人たちには、どこにおいてもそういう専門的な教育プログラムがほとんどない。であれば、社会のなかで行うことが求められます。刑務所を出たあとの彼らは、社会のなかで生きていく存在だからです。

盗んでしまう自分として生きてきた彼らが、同じ社会のなかでどうすれば「盗まない自分」でいられるか。

当クリニックのプログラムは、この考えを原点としています。

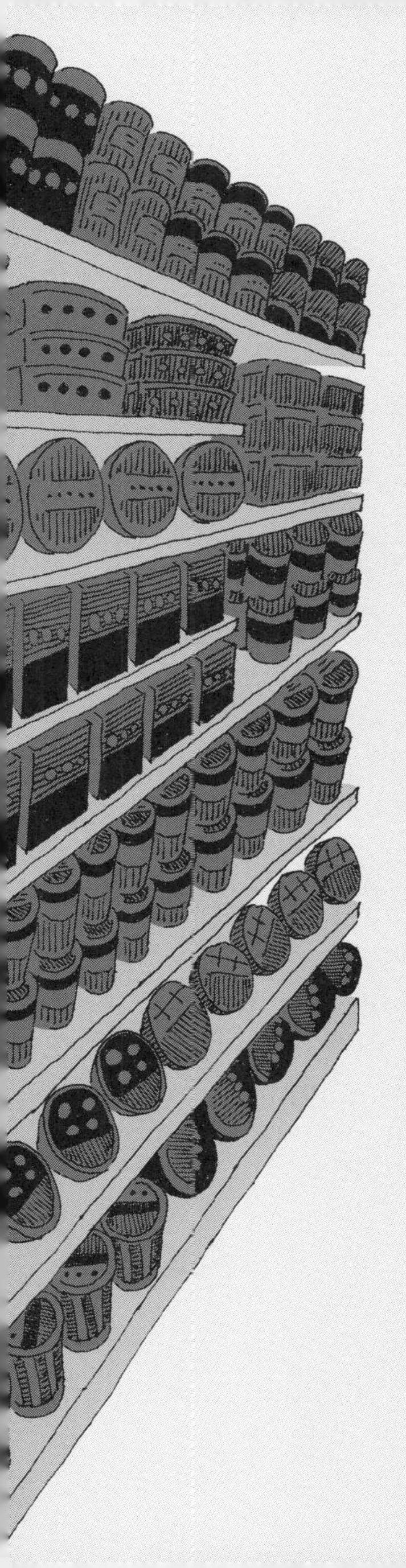

第3章
なぜ女性が多いのか

「節約しなきゃ」からはじまる女性の万引き

盗む行為をまったくしたことがない、という人はいるでしょうか。

たいへん失礼な問いのようですが、胸に手を当ててよく考えたうえで「一度もありません」と言い切れる人はとても少ないと思います。

親の財布から小銭をちょっと拝借したり、友だちと「度胸試し」と称してお菓子や文具を万引きしてみたり、そんな経験を大多数の人がしてきているでしょう。私もそのひとりです。幼いころに、両方の経験があります。

それでも多くの人は盗むことが常習化しませんし、依存もしません。だいたいの場合、それは楽しい経験ではないからです。その瞬間はちょっとしたお得感や優越感、達成感を覚えたにしても、それは行為後の罪悪感や後悔、「見つかるんじゃないか」という恐怖感と常にセットで、たいていは後者が前者を上回ります。

盗んだものは、それほど高額でなく自分でも買える程度のものだったり、実はそれほど欲しいものではなかったりするものです。となると、これ以上万引きしないというのはそれほどむずかしいことではないでしょう。

万引き依存症になる人とそうでない人を分けるものは、いったいなんでしょう。それを考えるためには、万引き依存症になったきっかけ、依存していく過程を明らかにする必要があります。

彼らは、生まれながらの万引き依存症者ではありません。はじめて万引きをしたとき、これからそれを毎日のようにやることになるとは露ほども思っていません。

誰もが盗んでしまったあと、「今回だけ」、「たまたま魔が差してしまった」と思います。それなのにまた万引きし、次も万引きし、気づけばスーパーに行くたびに盗む、いえ、盗むためにスーパーに行くようになるのはなぜか。

やめたくてもやめられない、というと、一歩足を踏み入れたが最後いくらあがいても落ちていくだけという、アリジゴクのようなものを想像されるかもしれません。そのイメージも遠からずではありますが、はじめての万引きも、毎日のように繰り返す万引きも、その人にとっては必要だからこそやっているのです。

つまり、実行することを自分で選んでいます。彼らは、交番の前では万引きはしません。

31ページでお話した「自我親和性」です。人はあとになって後悔するとわかっていても、自分のやりたいことしかやらないものです。

ここからは当クリニックで聞き取った、典型的なストーリーを交えながら人が万引き依存症になるきっかけを探ります。

40代女性・Eさんのケース

「俺たちも早めに家を建てないとな」、「そのためには、毎日の出費をしっかり引き締めていこう」、「頼んだぞ」——夫にそう言われた日から、主婦であるEさんの頭から「節約」の二文字が消えることはありませんでした。

雑誌の節約レシピを熱心に見たり、スーパーやドラッグストアで底値をチェックしたり、できるかぎりのことをしていたある日、買い物かごに入れるべきドレッシングの瓶を無意識に手提げのバッグに入れてしまいました。

気づいたのは店舗をあとにしてからのこと。一瞬あわてましたが、そのままもらっておくことにしました。私は毎日、節約をこんなにがんばっているんだから、このぐらい許されるよね。ドレッシング代が浮いたし、これも節約になる……。

以後、Eさんはスーパーで買い物をするたび、何かしらの商品を一点バッグに入れ、レジを通さずに店を出ることになりました。しかしほどなくして、その品数は増えていきました。


大きなバッグを持ってそこに手当たり次第に放り込み、そのまま店を出るというタイプの万引き常習者もいれば、Eさんのように大部分の商品については代金を支払うけれど、一部をバッグに入れて万引きするタイプもいます。

ですが、後者もたやすくエスカレートしていきます。200円分の商品を盗むより2000円分を盗んだほうが、節約になるからです。

「節約したくて万引きをはじめた」

これは、女性の万引き依存症者に見られる代表的な動機です。〈図3-1〉を見ると、現在当クリニックに通っているうち1割強が、節約がきっかけで万引きをはじめたと言っています。

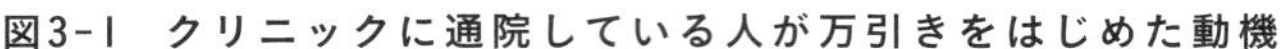
図3-1　クリニックに通院している人が万引きをはじめた動機

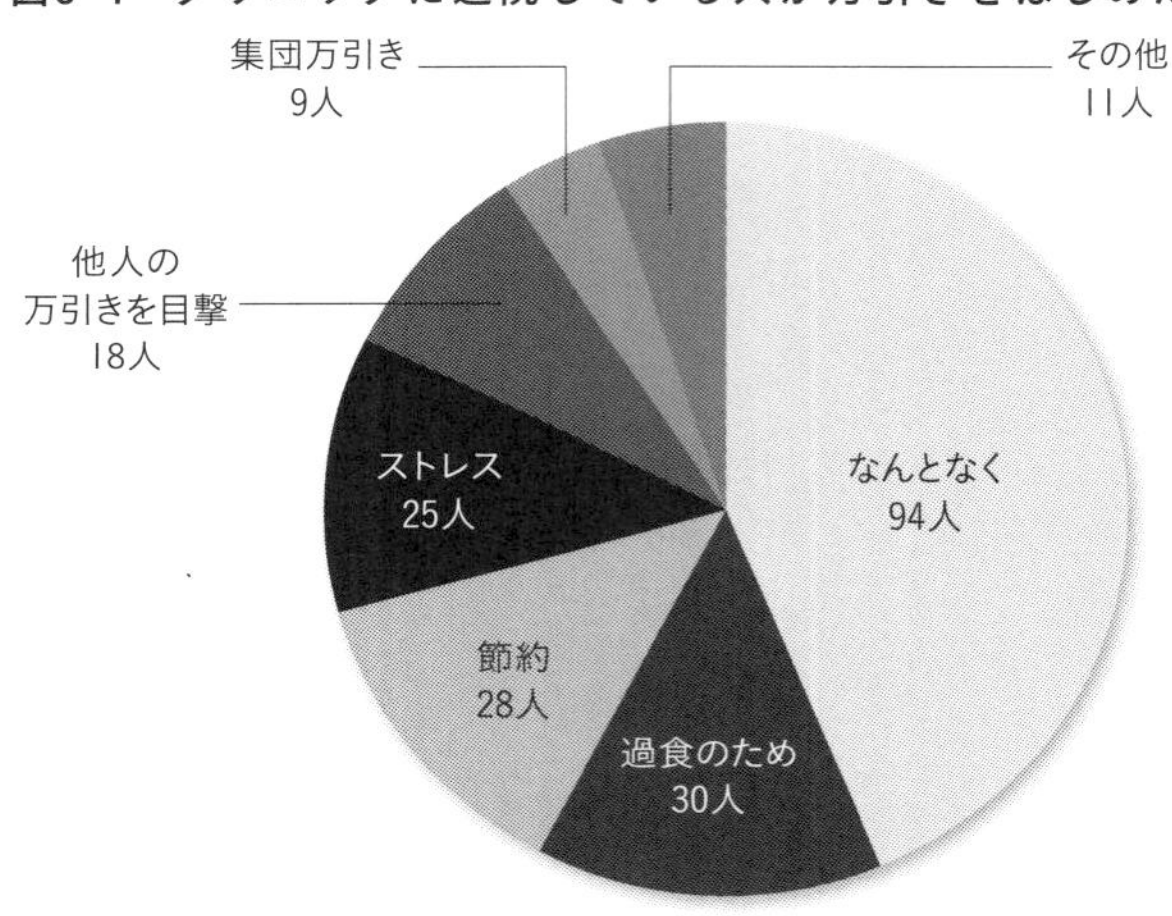

もう一度、37ページの〈図1-1〉を見てください。女性は29歳以下をのぞくすべての年代で、「節約」が1位。しかも65～78・6％と非常に高い割合を占めています。男性の場合、65歳以上では6割以上が「節約」と答えていますが、それでも動機の1位ではありません。ほかの世代では5割を超えることもなく、女性とは明らかに非対称的です。

節約――程度の違いはあれど、多くの人が意識していることだと思います。節約と万引きのあいだには、一足飛びといってもまだ足りないぐらいの飛躍があります。節約は日常のことで、その人の金銭感覚に基づくものです。一方の万引きは犯罪、つまり非日常です。次元が違う両者がいとも簡単に結びつくことに驚きを感じられることでしょう。

この問題を考えるうえでひとつめのキーワードは、この「日常」です。

Eさんはじめ繰り返している人にとっては、万引きは非日常ではなく日常のなかではじまり、日常のなかで継続してきたものです。

さらに詳しくお話しする前に、「なぜ女性に万引き依存症が多いのか」を検証したいと思います。これは万引き依存症におけるひとつの課題として、私自身がずっと考えつづけてきたことでもあります。

日常のなかでストレスを晴らすために盗む

Eさんの場合は、夫が軽い気持ちで言ったことを本人が深刻に受け止めたのが事のはじまりでした。主婦・Fさんの場合は、夫から節約を強要されていました。夫は毎日、妻の財布からレシートを抜き出してチェックし、もっと出費をおさえられたはずだと妻を罵りました。経済的DVです。

Fさんがいくら節約に努めても、夫は一切認めません。「こんなにがんばっているのに」——そう思いながら、Fさんははじめての万引きをしました。

Gさんの夫には、ギャンブルで作った借金がありました。深刻な額ですが、それでも夫はギャンブルをやめませんでした。Gさんが1円単位で切り詰めても、夫は3万円、5万円と平気でギャンブルに使ってしまいます。そのうえ夫の母親の介護、息子の結婚式の準備など、家族関係のタスクがすべてGさんの肩にのしかかっていました。

夫とお金のことで口論になるたびにスーパーでちょっとしたお惣菜を盗む。そうすると心がスッと軽くなることにGさんは気づきました。おまけに食費の節約にもつながります。万引き行為に依存するようになるまで、時間はかかりませんでした。

こうして見ると彼女たちが万引きをはじめたのは、節約そのものではなく、その背景にあるものがきっかけとなっていることがわかります。それはつまり「夫」です。

さまざまな依存症を治療する現場に長年携わってきて、私は、依存症の問題をたどっていくと必ず人間関係に行き当たると考えるようになりました。なかでも多いのが、家庭内における家族との人間関係です。

この考え自体は特に新しいわけではなく、1990年代にはすでに、依存症と機能不全家族で育った子どもとの相関性が盛んに指摘されていました。つまりAC（アダルト・チルドレン）のことです。ですが、私が臨床の現場で、特に行為・プロセス依存がある人たちからそのバックグラウンドを聞いていると、必ずしもそうした家庭に育っているわけではないということに気づきました。

虐待やDVがある家庭の影響でアルコールや薬物、ギャンブルに耽溺するというのは、ある意味わかりやすいストーリーでしょう。しかし実際には一見、問題のなさそうな家庭にも依存症の種があり、なにかきっかけがあれば芽吹いて、成長していくのです。

こんなケースもあります。

30代女性・Hさんのケース

ワーキングマザーとして、もともと地元の企業で働いていたHさん。夫の転勤により生まれ育った地方を離れて、首都圏に引っ越してきました。Hさんも仕事をつづけることにしましたが、本来やりたかった経理部門には配属されませんでした。

子どもは3人ともまだ小さく、夫も比較的育児に協力的でしたが、どうしてもHさんの負担が大きくなります。周囲に知り合いもなく、自分の両親とも疎遠という環境下ではほかに助けを求めることもできませんでした。

夫の転勤から数年間、Hさんの言葉を借りると「息継ぎもできないほど」忙しかったそうです。行動範囲は、家と会社と子どもの保育園と、自宅近くのスーパーだけ。Hさんはそのスーパーで万引きを覚え、常習化し、依存症になっていきました。


Hさんの現家族は、深刻な機能不全に陥っているわけではありません。少なくとも夫にとっては、そうでしょう。けれどほぼワンオペ育児になっているHさんの負担は大きく、ストレスは毎日募っていくだけで減ることはありません。

図3-2　クリニックに通院している人の万引き要因

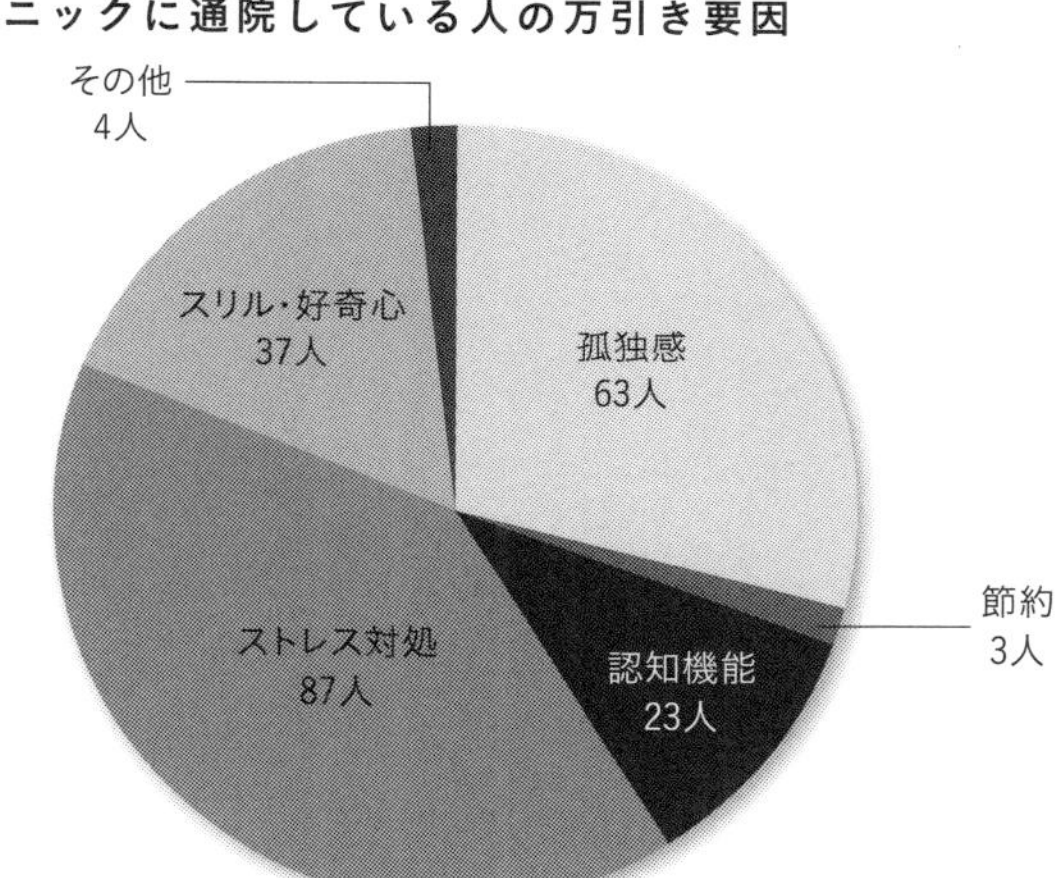

ストレスは、依存症への扉を開く鍵のようなものです。

治療プログラムの一貫として、万引き依存症者に万引きをはじめたころの心境を振り返ってもらうと、多くの人から「ストレスに対処した」と返ってきます〈図3-2〉。再度、37ページの〈図1-1〉で万引きをはじめた動機を見ると、50歳以上の女性に「ストレス発散」が挙げられています。16%強と数こそ少ないですが、男性にはこの回答がまったく見られないことが興味深いです。

盗んだときの心境を「むしゃくしゃしていた」、「自棄(やけ)になっていた」と表現する人もいます。クリニックでの治療においては、こうした感情にどう対処していくかが課題になります。

現代社会に生きていて、ストレスをまるで感じないという人は少ないでしょう。それでも多くの人は自分なりの対処法を持っています。好きな映画を観たり音楽を聴いたり、身体を動かして汗をかいたり、自然のなかに出かけたり……こうした対処法を「ストレス・コーピング」といいます。

ストレス・コーピングは本来、誰に迷惑をかけることもなく健全にできるものであるべきです。ですが、それが問題行動となってしまう人たちがいます。

たとえば、お酒やギャンブル。どちらも「ほどほど」であればいいのですが、ストレスが解消されないかぎりそれでは終われないのです。買い物やネットゲームもそうです。自分の経済力に見合った範囲であればストレスは発散されますが、支払能力を超えたショッピングや課金をしてしまうのは問題です。

それが犯罪行為につながることもあります。代表的なものは、いわずと知れたドラッグ。強烈な感覚でストレスは一瞬にして吹き飛びますが、とてつもなく大きな代償を払わなければいけなくなります。

他者に加害行為を繰り返すことで、ストレスに対処しようとする人もいます。痴漢といった性暴力を通して自分より弱い者を支配し、いじめることで得られる優越感をストレス・コーピングとしている人については、拙著『男が痴漢になる理由』で「誰もが内在している加害者性」として詳しく解説しました。

性依存症というと、ほかにも盗撮や下着窃盗に耽溺する人もいます。日常的におびただしい数の被害者を生むので、早急に止めなければいけません。

アルコールや薬物、ギャンブルに耽溺すると本人とその家族に多大な負担がかかりますが、痴漢をはじめとしたこれらの性的逸脱行動は、被害者が出るので看過できません。

万引きも被害者が出る犯罪行為であり、社会的損失も大きいことは第2章で見た通りです。毎日のように商品を盗まれる側の人たちからすると、ストレス発散のために盗んでいると言われたところで、とうてい納得できないでしょう。

しかし、依存症の本質のうち、ある側面は、このストレス・コーピングにあることを私たちは理解する必要があります。加害者のストレスなんて知ったことではない、と言いたいところですが、問題解決のための根本的なイシューが隠れているのです。

「女性＝家事全般をする」という価値観

依存症、と聞くと誰もがネガティブに感じます。「意志が弱い」、「だらしない」が、いまだ拭えない依存症の偏ったイメージです。一度そうなったら人生おしまいだと信じ込んでいる人もいるでしょう。ですが、その本人にとっては生き抜くための手段であり、サバイバルのための行動でもあるのです。

その人の前に、とてもつらい現実や、どうしようもない喪失体験が立ちはだかっているとします。解決法は、たしかにあるかもしれませんが、それにはとても多くの労力と時間を費やさなければなりません。遠くにぼんやり見えているもの、といった感じです。

その人にはいま、立ち上がってそこに立ち向かうだけの気力も体力もありません。遠くはなれた解決法よりも、すぐ手近にあるもので苦しみをまぎらせ、棚上げし、つらい現実を忘れたい……。

それがアルコールであり、ギャンブルやドラッグであり、万引きなのです。依存症とは決して快楽に溺れるために繰り返すのではなく、人の内面にある「痛み」を緩和させるための鎮痛剤です。それによって不安や痛みが解消される側面もあることから、アメリカの心理療法家エドワード・J・カンツィアンは「自己治療仮説」を提唱しています。

何かに依存しなければ自死するよりほかなかったかもしれない。依存症は人生にピリオドを打つものではなく、その逆。その人にとって過酷な状況を生きのびるための巧妙な戦略なのです。

けれど、それによって心身に大きな負荷がかかり、場合によっては自暴自棄から犯罪行為などの逸脱行動にもなってしまうという矛盾をはらんでいます。

節約すること、ワンオペ育児。いくらしんどくても、それ自体は死に直面するほどの恐怖とは言えないと思われるかもしれません。ではここで視点を少し変え、家庭における女性の役割を考えたいと思います。

家庭のなかでも、それぞれに置かれている立場や求められている役割があります。夫、妻、父、母、嫁、子どもとして、家事、育児、介護といった家庭内のタスクに携わります。それらが各人の時間や能力に合わせてうまく分け合えればいいのですが、誰かひとりに負担がかかったとき、問題が発生します。

ここ日本では、そうした役割をすべて女性が担う傾向にあります。共働き家庭が増えたのに伴い男性の「家庭進出」を進めなければならないと言われながらも、現状は非常におそまつです。

２０１２年に国際社会調査プログラム（ＩＳＳＰ）が各国の、フルタイムで働く男女が１週間で家事に従事する時間を調査したところ、20時間と答えた日本人女性は62％で、男性はたったの２％。５時間未満と答えた男性は72％で、女性は７％。これだけ男女間で差が開く国はほかになく、「日本は世界一、男性が家事をしない国」だということが明るみになりました。

家事や育児、家族のケアを「女性が担うもの」という風潮はいまなお強いと言えます。そこには、家庭内における男女の力関係もよく表れています。

ゆえに「たかが節約」といっても、その表面だけを見るわけにはいかないのです。

Ｆさんの夫にとって「節約」は口実に過ぎず、目的は妻への巧妙なハラスメントでしょう。Ｇさんのように自分は切り詰めた生活を強いられながら、同じ屋根の下で暮らす夫が好きにお金を使うのもまた、経済的ＤＶと言えます。彼女は「なんで私だけ」と思いながら、でも食べさせてもらっているからと夫にはその不満をぶつけられずにいました。

そうしたあからさまなハラスメントやDVがない、Eさんのケースはどうでしょう。彼女はもともと責任感が強く、「絶対にうまくやらなきゃ」、「できて当たり前」と自分で自分を追い込んでいきました。

家事も家計もすべて女性が回していくもの。こうした価値観はいまだ社会に根強く残っています。女性にはその能力がもともと備わっているものとなぜか思われているようにも感じます。それは、家庭内のそうしたタスクをうまくこなしても特に評価されることはなく、うまくできなければ責められるということにつながります。これを社会学者のイヴァン・イリイチは「シャドウワーク」と呼んでいます。まさに影の仕事、見えない仕事です。

もともと万引きにかぎらず、なにかの依存症になってしまう人の多くは真面目な性格の持ち主です。責任感も人一倍強い。そして過剰に人に気を遣い、他人の評価を気にしすぎます。常に自分はどう評価されているかという捉われが呪いのように付きまとっています。それは、治療の場で接していても感じます。ほとんどの人はとても真面目に通院し、課題に真剣に取り組みます。Eさんもそうでした。

真面目であるがゆえに、追い込まれたときの逃げ場や依存先がありません。誰かにSO

Sを発することもなく、ひとりでストレスを溜めていき、あるとき万引きという超えてはいけない一線を超えてしまうのです。

2018年、私は作家の中村うさぎさんと二度、対談する機会がありました。彼女は買い物依存症だった過去があり、自身の著作でも公表しています。そのことを振り返って、当時は「小さな死」を体験していたとお話されました。

支払能力をはるかに超えた額のブランドバッグ、これを買うことは経済的な死を意味します。それがあるからこそ、購入する瞬間の高揚感は否応なく高まります。それを求めて、何度となくそんな買い物を繰り返していた、といった内容です。

つらい状況から逃れるために死を求める、とは逆説的ですが、だからこそやめられなくなるというのは依存症の本質に迫った指摘だと思います。

万引きは犯罪行為なので、発覚すれば周囲からの信用を大きく損ない、社会的な死をもたらします。家庭内での立場も、死んだも同然になるでしょう。しかし、一方で「死」と隣り合わせだからこそ、人はそのスリルやリスクに耽溺していくのです。

依存症とは、日常のなかで発生するもの

女性と万引きを考えるうえで、家族の問題は無視できないものであることが見えてきました。万引き依存症は家族の問題が形を変えて表出したものという側面があるため、節約ばかりが遠因になるとはかぎりません。次の例を見てみましょう。

50代女性・Iさんのケース

近所の子どもたちを相手にお習字のレッスンをし、家計の助けとしてきたIさん。地域でも「すてきな奥さま」と評判の女性でした。

しかし同居していた夫の母親が倒れ、介護に専念することになりました。I日のほとんどの時間がそこに費やされます。血のつながった息子である夫もほかの家族も手伝ってはくれないことを、Iさんはよく知っていました。

義母とは昔から折り合いが悪く、Iさんは結婚当初から、細かい家事にまで口を出されてきました。典型的な嫁姑問題です。こんな関係性がベースにあるなかではじまった介護でした。

もちろん義母から感謝されることもなく、家族の誰も労(ねぎら)ってくれません。夫は「義母の介護は当然、嫁の仕事」という顔をしています。ストレスが溜まる一方なのに投げ出すのはおろか、手を抜くこともできない毎日。

そこでIさんが見つけたストレス・コーピングが万引きでした。


クリニックに通院している女性からヒアリングすると、問題がひとつしかないことはあまりなく、いくつもが重複しているケースがほとんどです。夫との問題、介護も含む義家族との問題、実の親との問題、子どもの進学や結婚、共働きの場合は職場での人間関係……それらが幾重にも重なって、人を万引きへと駆り立てるのです。

そのなかでも「介護」は、ヒアリングのなかでも頻繁に出てくるキーワードです。従来、家族のケアは「女性が無償で行う仕事」とされてきて、現在もその空気は確実に残っています。育児もそのひとつです。家族全体で取り組むべきこと、サポートしてくれるだけでもだいぶ違うこと、もしくは然るべき制度を利用して人や施設に託してもいいことに、ひとりで取り組むとなると、それは孤独感も覚えるでしょう。

私の田舎でもいまだに、女性が在宅介護を担うのが美徳と信じられています。老人施設に入所させようものなら、「あそこの嫁はひどい」などという評判が瞬く間に広がるのだから、困ったものです。

「平成26年版 犯罪白書」を見てみましょう〈図3-3〉。万引きに至った背景事情を男女別、年齢別に見た調査では、30代以上の女性で「配偶者等とのトラブル」が目立ちます。「親子兄弟等とのトラブル」も上がっています。一方で、男性の回答ではこの項目が一切見られません。女性が家庭においていかに大きな役割を担っているか、同時に女性のなかで家庭がいかに大きな割合を占めているかがわかります。

ここで、「日常」というキーワードを思い出してください。

家事を担う女性にとってスーパーは、日常です。毎日通う人もいるでしょう。

育児と仕事と家事に奔走するワーキングマザーのHさんは、引っ越してからの数年間、職場と仕事帰りに寄るスーパー以外に、ひとりで外出する場所が一切なかったといいます。好きなことをしに出かけたり、友人と会ったりする時間はなく、もしあったとしても夫の転勤についてきた彼女には身近に友人がいませんでした。

スーパーはHさんにとって唯一の、ストレス発散ができる場でした。その方法に万引きを選んだのは不適切としか言えませんが、彼女にストレス・コーピングが実行できる場がほかにあれば万引き依存症にはならなかった可能性もあります。

人は、特別なところに行かないとできないことには依存しません。日常のなかで繰り返せるからこそ、依存していくのです。

夫は、妻が万引きを繰り返していることにまったく気づいていませんでした。Hさんは何度もGメンに捕捉されていましたが、警察に通報されたことはなかったのも、その理由のひとつです。本人が言うには数年間で1000回を超す万引きをし、ついに警察を呼ばれ、そこから夫にも知られることになりました。

1000回以上の万引きをしているあいだも、Hさんは仕事をつづけ育児をし家事もこなしていました。彼女は、家庭崩壊という小さな死につながりかねない万引き行為によって、自分を保っていました。

図3-3　前科のない万引き事犯者 背景事情

平成26年版 犯罪白書

• 男子（317人）

年齢	1	2	3	4	5	6	7
29歳以下（76人）	無為徒食・怠け癖 34.2%	不良交友 26.3%	住居不安定 19.7%	家族と疎遠・身寄りなし 19.7%	収入減 17.1%		
30～39歳（47人）	就職難 19.1%	無為徒食・怠け癖 19.1%	家族と疎遠・身寄りなし 19.1%	辞職・退学 17%	住居不安定 14.9%	習慣飲酒・アルコール依存 14.9%	近親者の病気・死去 14.9%
40～49歳（33人）	無為徒食・怠け癖 33.3%	家族と疎遠・身寄りなし 33.3%	住居不安定 21.2%	辞職・退学 15.2%	習慣飲酒・アルコール依存 15.2%	体調不良 15.2%	近親者の病気・死去 15.2%
50～64歳（61人）	家族と疎遠・身寄りなし 37.7%	住居不安定 26.2%	無為徒食・怠け癖 24.6%	就職難 19.7%	収入減 19.7%		
～65歳以上（30人）	家族と疎遠・身寄りなし 26.7%	収入減 23.3%	近親者の病気・死去 23.3%	習慣飲酒・アルコール依存 10.0%			

• 女子（229人）

年齢	1	2	3	4	5	6
29歳以下（20人）	不良交友 15.0%	体調不良 15.0%	家族が犯罪者 15.0%			
30～39歳（32人）	体調不良 18.8%	収入減 15.6%	親子兄弟等とのトラブル 15.6%	配偶者等とのトラブル 15.6%	摂食障害 15.6%	
40～49歳（29人）	体調不良 27.6%	収入減 17.2%	配偶者等とのトラブル 17.2%	近親者の病気・死去 17.2%		
50～64歳（41人）	体調不良 36.6%	近親者の病気・死去 24.4%	配偶者等とのトラブル 22.0%	親子兄弟等とのトラブル 17.1%	家族と疎遠・身寄りなし 17.1%	
～65歳以上（34人）	近親者の病気・死去 26.5%	家族と疎遠・身寄りなし 20.6%	収入減 14.7%	配偶者等とのトラブル 14.7%	親子兄弟等とのトラブル 11.8%	体調不良 11.8%

注　法務総合研究所の調査による。それぞれの項目について該当した者（重複計上）の人員である。

青景事情が不明の者を除く。「体調不良」は，摂食障害またはてんかん以外の理由による体調不良をいう。

「配偶者等」は，交際相手を含む。

Hさんは当時のことを思い出し、「本当に孤独だった」と言います。家事にも育児にも協力的な夫でしたが、妻が万引きするほどまでに追い込まれていたことには気づいていませんでした。盗んでいる本人はそのことを隠そうとするので、察知できなくて当然ではありますが、本当は気づいてほしかったのでしょう。

「孤独」は、ふたつ目のキーワードです。女性と万引きにかぎらず、依存症全般と深く関わる要素です。

あらためて〈図3-2〉を見ると、孤独が引き金となり万引きをはじめた人が多いことがわかります。だからといって盗んでいい理由にはなりませんが、この問題を解決しないかぎり何度罰を与えても万引きをやめられない人がいることも、また事実です。Hさんも、夫以外にも、身近に頼れる人や気晴らしに付き合ってくれる人とのつながりがあったなら……と思わずにはいられません。

孤独は多くの人にとって耐えがたいものです。万引きにかぎらず、依存症再発の引き金のトップ3に入ります。そして、人はその状態を誰かに知ってほしいと思います。万引きは、そのためのメッセージです。私はこんなにさびしくつらい思いをしているんだということを暗に発信しています。

喪失体験と依存症の切っても切れない関係

一方、〈図3-3〉で男女に共通して見られるのが「近親者の病気・死去」です。これもまた、プログラム参加者からの聞き取りでよく出てくるトピックで、孤独感ともつながります。ここで、男性の例をひとつ紹介します。

50代男性・Jさんのケース

勤めていた会社でたたき上げで出世し、その実績が認められて役員まで務めていたJさんは、妻ががんで入院したのを境に生活が一変しました。これまでは家に帰ると専業主婦の妻が迎えてくれたのに、それがなくなったのです。子どもたちも巣立っていて、ひとりで暮らす家はJさんには広すぎました。

当初は妻の病院からの帰り道に万引きをしていたJさんでしたが、このころ、諸事情があり会社を辞めることになりました。仕事人間だったJさんに特別親しい友人はおらず、日常的に人と接しなくなりました。このころから、万引きへの依存が一気に加速しました。

喪失感は男女の別なく、あらゆる依存症の入口になりえます。家族との離別、死別、長期の入院により、人は孤独を覚え、強いストレスを感じます。そしてそれを紛らすものを求めるようになります。高齢者のアルコール依存症を見ると、このパターンが本当に多いです。喪失感からのさびしさを酒で麻痺させるのです。

男性の場合は、仕事をリタイアしたときに喪失感を覚えることもあります。これまで自分のアイデンティティを形成していたものの大部分が、ごっそりと失われる感覚です。加齢により体力や性機能が衰えたことに喪失感を覚え、何かに依存していくという例もよく見られます。

もうひとつ、高齢者のアルコール問題において欠かせないキーワードが、妻の死です。男性には特にこれが堪えるようです。

対して女性は、子どもが独立したのちに同種の孤独感に苛まれる人が少なくありません。それまでは「いいお母さん」でいることがその人にとって人生の中心であったからこそ、その喪失感を何かで埋めたくなるのです。案外、女性は夫の死によって大崩れする人は少ないように感じます。むしろ、夫の死後生き生きと生活している人を多く知っています。

「問題のない家族はない」というと、そんなことはないと思われる人はきっといるでしょう。問題というより、「乗り越えるべき課題」といったほうがいいでしょうか。家族とはいえ、それぞれが別個の人間であるかぎり、すれ違いがあり葛藤もあります。もちろん、性差から生まれてくる価値観の違いもあります。そこから、ストレスが生まれます。特に課題がなくても、家族との離別、死別は誰にでも起きうることです。

ストレスや喪失感は、つらいことがあったときの健全な反応です。特別に心の弱い人でなくとも、生きていれば必ずそれに行き当たります。けれどそれが家庭のなかで起こり、逃げ場がないと思っている人の手近に、さまざまな「死」と隣り合わせの、身近で手っ取り早い方法があったら、どうなるしょう。

スリルやリスクを感じながら生きている実感が得られ、かつそのつらさを忘れさせてくれるものがあったら……。

私はある意味において、これもまた健全な反応ではないかと思うのです。同時に、そうならないようストレスに上手に対処する方法を早いうちから身につけておく重要性も強く感じます。

万引きすることが、家族への復讐になる

31ページで挙げた、すべての行為・プロセス依存に見られる共通の特徴に「自我親和性」がありました。その物事に耽溺するのは、その人にメリットがあるからです。強いストレスがあるとしても、いえ、強いストレスを紛らわせるためだからこそ、苦しいだけの行為を人は選びません。

そのメリットとは？　ひとつには、先ほどお話した「小さな死と隣り合わせのスリル、高揚感」があります。ですが、それをするには万引きでなくともいいわけです。プログラ

ム参加者を見ていると、万引きでしか達成できない「あること」が見えてきました。
それを考えるための実例を紹介します。

70代女性・Kさんのケース

Kさんの夫は地元で名士として知られ、彼女は結婚して以来ずっと表向きは裕福な暮らしをしていました。名士の妻として恥ずかしくないよう、Kさんはどこに行くにも身ぎれいにしていたので、とても万引きをするような人には見えません。

しかしその実、夫はある宗教団体に所属していて、多額の財産をその団体に寄付していました。それでもKさんがお金に困ったことはないのですが、自分より、子どもより、宗教団体という夫へのわだかまりを長年、胸に押し込んでいました。誰にも話していませんでしたが、夫からはたびたび暴力もありました。

彼女は買い物に行くたびに万引きをします。盗むのは、いつも1000円以下の商品です。買えないわけではありません。

何度も警察に通報され、そのたびに夫に連絡がいきました。迎えにくるたび夫は「わが家の恥だ」などといって激怒しましたが、Kさんの万引きは止まりませんでした。

夫に先立たれたあとも、万引きを繰り返していました。

第5章でお話する通り、高齢者の常習的な万引きは認知症が背景にあるケースが多いのですが、Kさんの場合はそれには当てはまりません。

彼女のストレスの源は、高圧的で、家計をはじめすべてに独善的な権力を発揮していた夫であることは明らかです。おそらく彼女は夫と暮らしていた半生、ずっと孤独を感じつづけていたのでしょう。向き合えない、理解し合えない夫婦だったと振り返ります。

万引きをすればそんな夫が身柄引受人としてやってきます。家に帰ってからも必ず怒鳴られたといいますし、それはKさんにとって楽しい時間ではなかったはずです。なのに万引きをやめないのは依存症だからではありますが、Kさんに目的があったからです。

それを解き明かす前に、もうひとつのケースを紹介します。今度は男性ですが、求めているものは同じです。

30代男性・Lさんのケース

はじめて万引きをしたのは10代半ばのころ、20歳になる前にはすでに万引き依存症といっていい状態になっていました。Lさんには決まったパターンがあり、母親との関係が悪化すると家出をし、そこで万引きをするのです。

母親は過保護、過干渉で、息子の部屋に無断で入っては机の引き出しやクローゼットをチェックし、その行動範囲や交友関係を逐一監視していました。彼の大事なものを勝手に持ち出したり捨てたりすることもありました。

母親はいつも「あなたのためを思ってやっている」と言います。Lさんにとっての10代は秘密のポケットを勝手に探られ、侵入され、愛情という名の元に支配されつづけた時代でした。ずっと真綿で首を絞められているようで苦しかったと言います。

Lさんはそれに耐えかねて家出をし、コンビニに行ってはは自分が母親にされたのと同じこと……つまり、人（店舗）のものを勝手に持ち出すという形で、万引き行為を繰り返していました。
捕捉されると同居している家族に連絡がいき、必ず母親が彼を迎えにきます。
そして一緒に家まで帰るのでした。

Ｌさんはこれまで実刑を受けたことはありませんが、略式命令で罰金の支払いを命じられたことは二度あります。当時の彼は若くて収入がなく、すべて親が支払いました。次に逮捕され起訴されれば、裁判になる可能性が高いでしょう。そんなギリギリの状態になっても、Ｌさんの万引きは止まりませんでした。

ＫさんとＬさんに共通しているのは、夫や親を困らせるために万引きしているということです。

万引き依存症者が家族に与える影響はとても大きいものです。被害店舗や警察は身柄引受のため家族を呼び出します。だいたいは配偶者や親ですが、盗ったのが高齢者の場合は子どもや孫までもがその役割を担います。最初に通報を受けたときはまさに青天の霹靂(へきれき)で、「まさかウチの妻が」、「まさかウチの子が」とひどくショックを受けます。

すぐに警察署へ迎えにいき、一緒に帰るあいだも混乱から抜け出せず、「自分が妻に金銭的な苦労をさせたからではないか」、「自分の育て方が悪かったのではないか」とみずからを責めます。被害店舗や警察から、そのように責められることもあります。

本来であれば家族といえど別個の存在ですから、親子でも夫婦でも、本人がやったことで家族が責められる謂(いわ)れはありません。けれど、家族はどうしてもそう思ってしまうのです。本人以上に事態を深刻に受け止めることもあります。

しかしそれこそが、Kさん、Lさんの目的です。もっと自分に関心を持ってほしい、自分がいまこんなにもつらいことを知ってほしい。それを伝えたい相手は、その状況に自分を追い込んだ当人、Kさんの夫であり、Lさんの母親です。もっというとそこには、「復讐したい」という、隠れた処罰感情が見てとれます。

本人もそれをどこまで意識しているかはわかりません。ですが、夫や親ともう関わりたくないのであれば、別の手段があります。特にLさんの場合、成人してからはその選択肢も増えたでしょう。けれど彼は、万引きをして親に迎えに来させるということを自分で選び、そのために盗んでいるのです。一度ならず、何度も。

身柄引受人である家族と関わりたくないというのは、その実、正反対なのです。警察から何度も「あなたの妻ですね」、「あなたの息子ですね」と確認されます。それを夫、親に聞いてほしいのです。

家庭内の役割分担が変われば、万引きも？

家族が犯罪行為をして呼び出されるというのは、誰にとっても大変な出来事です。まずひどく動揺しますし、先述した通り家族としての責任を問われることもあります。世間体もあります。「恥をかく」ととらえる家族もいます。何をどうしていいかわからず、途方に暮れます。

そうした感情を味わわせたい。自分と同じくらい、つらい思いをしてほしい。

けれど子どもにとって、自分を苦しめてきた親に罰を与える、復讐するというのはたやすいことではありません。年が若ければ若いほど、親との立場の差は歴然としています。経済力も家庭内での発言力もない妻と夫の関係も同様でしょう。

復讐というと怖いようですが、これは本人からの精いっぱいのメッセージです。面と向かって抗議できないから、万引きをし、依存症になり、それで親や夫を振り回しているのです。

Ｋさんは「夫の名前を汚したかった」といいます。地元の名士として周囲から尊敬を集めていた夫ですが、家族に対しては暴君でした。復讐するために選んだ手段が、万引きです。夫亡きあとも、Ｋさんは万引きをつづけました。依存症だからやめたくてもやめられないというのもありますが、Ｋさんのなかでは夫への根強い憤りがなおも残っていたのです。

これまで見てきた、家事や家計、育児、介護など家庭のタスクを一手に引き受けることで生じるストレス、それに対する夫の無理解から万引きをはじめた女性たちのなかにも、共通する要素があるように見えます。

家庭内で弱い立場にいる側から、強い立場にいる側への復讐という視点を取り入れると、何をすれば「盗まない自分」に変われるのかも見えてきます。

復讐に関連してもうひとつ注目したいのが最後のキーワード、「悪い自分」です。

万引きは犯罪行為であり、被害者が出る行為です。ですので、自分たちの悪事を十分に自覚している……のかと思いきや、万引き依存症者がいうそれは、意味合いが異なるようです。

繰り返しになりますが、万引きに依存するのは根が真面目で、責任感のある人たちです。女性であれば、日ごろはよき妻、よき母、よき娘であるよう努めています。家庭内で期待される役割に、理想的な形で応えようとしているということです。

自分に期待というプレッシャーをかけてくる家族も知らない、私でいたい。けれど、どこかでそんな期待を裏切りたい。

「私、こんな悪いことしちゃってる、っていうのが非日常的な感じで興奮しました」

と語った人もいました。

自分のなかにある二面性を、特に「悪い自分」を、万引きによって表現しているのです。表現ならほかにいくらでも手段があるのに、よりによって万引きを選ぶとは悲しいかぎりですが、日常のなかでストレス解消や復讐を兼ねながら表現するとなると、その人たちにとっては万引き以外になかったのでしょう。


以上、「なぜ女性に万引き依存症が多いのか」を見てきました。

万引き依存症と家族が抱える問題との因果関係は、女性だけに見られるものではありません。また女性にも、仕事の人間関係や職場での強いプレッシャーによるストレスが万引き依存症のきっかけとなった人もいて、バックグラウンドはひとりひとり違います。

ですが、臨床の場にいると女性のほうが家族の問題がより顕著に表れていると実感します。それは家庭内では女性のほうが抑圧される傾向にあるからだと思われます。今後、家庭内、社会での男女の役割が変わっていけば、万引き依存症問題にも変化が訪れるのではないでしょうか。

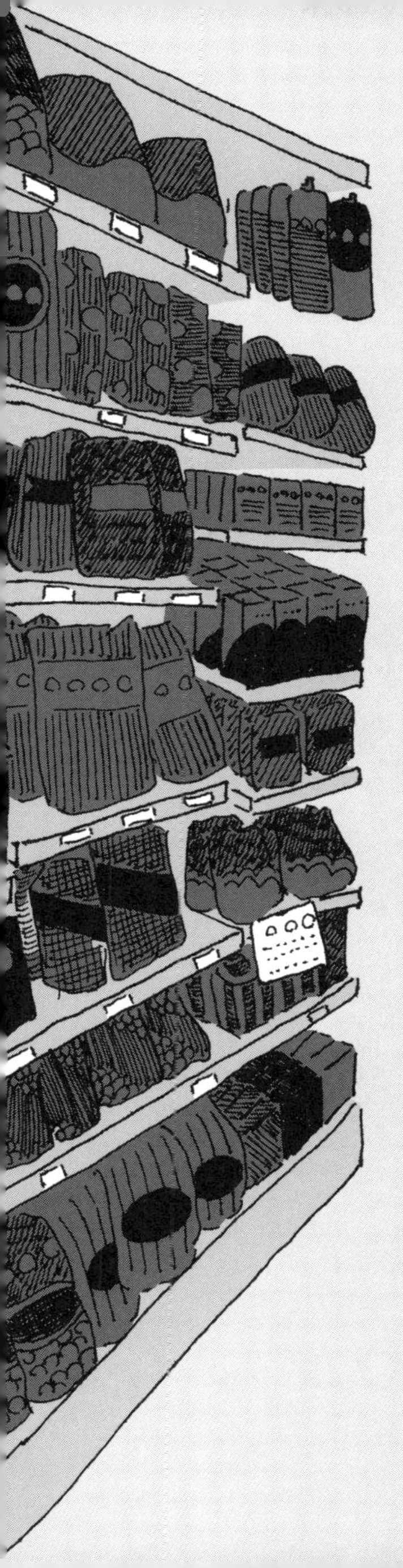

第4章

なぜやめられず、エスカレートするのか

より強い刺激を求めてエスカレートする

依存症になった人は、「やめようと思えばいつでもやめられる」と口をそろえて言います。依存の対象はなんであれ、言うことは同じです。

やめようと思えばやめられるのは、依存初期段階のごくわずかな期間だけです。依存症のおそろしいところは、本人がそう思っているうちに徐々にエスカレートし、みるみるうちに深みにはまっていくところにあります。これを「問題行動の亢進（こうしん）」といいます。

万引きの場合は対象行為の頻度が上がり、しまいには毎日盗みにいくことになります。主婦の女性であれば、スーパーなどで買い物をする都度万引きをし、そのうち盗むためにスーパーに行くようになります。

盗む量も増えます。ポケットに入るような小さなものをひとつだけ、というところから、バッグに収まりきらないぐらい盗るようになり、そのうち旅行にでも持っていくようなドラムバッグを用意してスーパーに行くようになります。

依存症になるのは真面目で責任感が強く、さらに意志が強い人たちです。一般的には、意志が弱いからこそ依存症になるのだと思われています。もう飲まないと誓ったのに結局飲んでしまうのは、なんだかんだ言っても意志が弱いからだと。しかし、私はたくさんの依存症者を見て逆だと感じるようになりました。

彼らは飲むと決めたら、どんな困難な状況であっても飲みます。それを繰り返すうちに依存症になるのです。やがて飲酒することで問題を起こすようになりますが、それでも一度飲むとなったら意志の力で何がなんでも完遂します。雨が降っても槍が降っても、かっぱらってでもお酒を手に入れようとします。これを薬物探索行動といいます。エチルアルコールならなんでもいいということで、クリニックの消毒液を隠れて飲んでいた人を私は知っています。彼はそれをオレンジジュースで割って「スクリュードライバー」だと言っていました。

万引きも同じです。空っぽのドラムバッグを肩から下げ、強固な意志をもってスーパーに行き、真面目に商品をそこに放り込むというのは、滑稽であり、とても悲しい光景です。なんであれ、やればやるほど人は麻痺していくものです。万引きも例外ではありません。盗れば盗るほど、次第に傍から見ても異常だと思えるような行動に出ます。23ページで紹介したBさんのように、公衆の面前で堂々と万引きをします。

盗みはじめたころには、罪悪感や後悔があったはずです。「許されないことをしている」、「見つかったらどうしよう」、「いつか逮捕される」という思いが常に頭のなかで渦巻いていたことでしょう。依存症になれば、つらいと思いながらも本心のどこかで「万引きをつづけたい」と思っています。そんな彼らにとって逮捕は、一巻の終わりです。

こうした感情が問題行動の歯止めになるかというと、それはありません。実際にはその逆で、罪悪感や恥の感情、恐怖心がスリルと刺激になり、さらなる依存状態へとあと押しするのです。

人は、最初から勝負がついていることには興奮できないものです。今日バレるか、明日捕まるかという恐怖が強いほど、うまくやりおおせたときの達成感、優越感はひとしおです。

問題行動を亢進させる要素としてもうひとつ、「スキルの向上」があります。毎日のように万引きをするなかで、彼らは店舗リサーチを重ね、盗る手口、隠す手口、誰にも捕まらないまま店舗を去る手口に長けていきます。日々、万引きについて学習するのです。

仕事でも趣味でも、つづけるうちに巧くなれば、それは「やりがい」に通じます。もっともっと技術を磨こうという向上心も出てくるでしょう。依存症においてもそれは同じで、うまくできたという手応えを得るとエスカレートしていきます。

そうこうしているうちに、お金を払うのが馬鹿馬鹿しくなります。最初に感じていた罪悪感や後悔は確実に薄れます。彼らにとっては罪悪感や後悔とは盗る前ではなく、あとに出てくるものです。盗る前は「盗りたい」、「盗ろう」、「見つかったらどうしよう」しか考えられなかった人も、盗ったあとは「私はダメな人間だ」、「またやってしまった」と後悔します。「今回が最後の万引きだ」と考えます。

しかしつづけるうちにこの感覚は麻痺し、何をやっても罪悪感や後悔を覚えなくなると、あと戻りできないところまで来ています。ちょっとやそっとの刺激では興奮できなくなり、さらなる刺激を求めて今日も万引きをしに出かけます。

そんなときでも、彼らは善悪の区別のつく、いわば「普通の」人間です。「人を殺してもいいですか?」と聞かれれば即座に否定するでしょうし、電車に乗る前に整列するとか児童虐待などの痛ましいニュースに憤るとか、普通の人と同じ感覚を持ち合わせています。人格が破綻しているわけではないのです。

それなのに「物を盗まない」ということだけが、できない。

理由のひとつには、ドーパミンの問題があります。ドーパミンは言わずと知れた、意欲や喜び、快感を得たときに活発になる物質ですが、万引きをするたびに、これが出ます。しかし同じ刺激を与えつづけると、どんどん反応が鈍くなってきます。慣れてしまうのです。これを「ドーパミンの耐性」といいます。そして、それを求めずにはいられなくなっているので、さらなる刺激を求めて万引きをしに出かけます。

もうひとつは、万引き依存症者のなかに「認知の歪み」があるからです。
認知の歪みは、すべての依存症に共通して見られる認知体系です。
認知とは、物の見方や考え方をいいますが、それが歪んでいるとはどういうことをいうのでしょう。

たとえば、たび重なる万引きで捕まった人は、よくこう言います。「たいしたものを盗ってないのに」——実に奇妙なセリフです。たしかに万引き依存症の人たちが盗るのは比較的安価なものが多いですが、問題は「盗ったこと」にあるのです。第2章で見た通り、たとえ安価なものでも被害店舗の従業員が取らなければならない手続きは煩雑で、長時間振り回されます。精神的なダメージも大きいものです。

それなのに、クリニックに通いはじめても私たちの前で「そんなたいした額のものでもなかったのに」と言うのです。その人のなかで現実がそのように認知されているから、「これを言ったら、おかしいと思われないかな」とは考えず、平気で口にできるのです。

実際、そういう人ほどおびただしい回数の万引きをしてきています。これまで盗んできたものの総額は、「たいしたことない」とは決して言えないものです。

依存症者の、身勝手すぎる「認知の歪み」

私は「認知の歪み」を、

「問題行動を継続するための、本人にとって都合のいい認知の枠組み」

と定義しています。彼らは表層的には万引きをやめたいと思いながらも、根っこのところではつづけたい。ですが、人のものを盗む＝悪いこと、という認知のままで長年盗みつづけるのは、心理的葛藤が常に表出するので、案外むずかしいものです。基本的にはモラルがある人たちだからです。

そこで、認知の枠組みを自分の都合いいように歪めます。「人のものを盗るのは悪だ」と思いながら盗むより、「たいした額じゃないんだから、いいでしょ」と思いながらしたほうが、気持ちが楽になります。

面白いことに、彼らが言うことはだいたい似通っています。一定のパターンがあるのです。次に挙げるのはクリニックに通院する人たちから聞いた認知の歪みのうち、何人もに共通するものをまとめたリストです。

・どうせ買うつもりだったんだから、盗ってもいい
・たくさん買っているんだから、ちょっとぐらいは盗っていいだろう
・私が万引きをするのは、ギャンブルをする夫のせいだ
・レジが混んでいるから、お金を払わずに店を出よう
・このお店は死角が多いレイアウトだから、盗ってしまう

・お店の棚が、盗ってくださいと言わんばかりの配列だから万引きした
・このお店は儲かっているのだから、少しぐらい盗っても許される
・今週は仕事でイヤなことがあったけどがんばったから、万引きしよう
・新商品や限定商品は買って使う前に試しておきたいから盗ってもいい
・今までたくさん買い物をしてお金を落としてきたから、今日ぐらいは盗んでもいい
・もっとひどい万引きをやっている人もいるし、私が盗むぐらいはたいしたことない
・今月は出費が多かったから、盗むことで収支のバランスがとれるからいいだろう
・ここのオーナーは、きっと私に万引きしてもらいたいに違いない
・ここのGメンはぜんぜん見ていないから、少しぐらい盗んでもバレない
・私の人生、損ばかりだから盗っていい
・バレたら、買い取ればいい

どれも被害店舗が聞けば卒倒しそうなほど、勝手な言い分ばかりです。彼らは心からそう思っているので、お店のバックヤードに連れていかれたとき、従業員を前にして大真面目に右のようなことを訴えます。

買うつもりだったから、ほかの日にたくさん買っているから盗るというのは、なんの正当性もないただの身勝手な考えです。

自分が盗ったことを店舗のレイアウトや配置のせいにするのは、痴漢が「スカートを履いているから、自分のことを誘っているんだと思った」というのと同じです。痴漢も万引きも、それが行われる原因は被害者ではなく加害者側にあります。どこかの家の鍵が空いていたとしても、普通は空き巣に入っていいと思いません。

「レジが混んでいるから」というのも、多くの人に共通するパターンです。スーパーなどでは夕方などの混雑時、レジの前にずらりと列ができます。並んで待つことを歓迎している人はきっといないでしょう。でも支払うためには仕方ありません。

それを横目に見ながら代金を払わずに店舗を出るときに、強い優越感があるのだといいます。自分だけが特別な存在のように思えて、いやなことを忘れられるのだそうです。人は、常に優越感を求める生き物だとは思いますが、犯罪行為でなくともそれは可能です。

当クリニックのプログラム参加者から話をヒアリングすると、ときに驚くような認知の歪みに出くわします。

41ページで「ニコ盗り」といわれる隠語を紹介しました。決まって同じものを2個万引きすることです。なぜそうするのかとたずねたところ、こう返ってきました。

「自分は、たくさんの数量を入荷している商品だけを2個盗っている。少ない数しか入荷していないものを1個ずつ盗ると店は困るだろう。むしろ店のことを考えているんだ」

スーパーに行って買い物をし、レジに並んでいるときにふと「あ、あれを買い忘れた」となる人がいます。その人はもう一度売り場に戻り、忘れていたものだけをバッグに隠し、あとのものはレジを通して店舗をあとにします。

「忘れたものなんだから、お金を払わなくてもいいですよね」

というのですが、そんなわけはありません。彼女はいつもうっかり忘れるのではなく、忘れることを選び、そのあとに盗ることも最初から選んでいるのです。

これらは誰が聞いても不可解な認知ですが、その人のなかでは当たり前のこととしてしっかり根を張っているので、本人はその異常さに気づけません。

万引き依存症者は生来こうした歪んだ認知の持ち主なのか、万引きをするから歪んでしまうのか。そんな、ニワトリとタマゴ的な議論があります。私は、前者ではないと断言します。

万引きをはじめた時点では、まだ歪みは見られないでしょう。万引きをつづけるなかで、そして万引きをつづけるために、自分自身で学習し、自分の都合のいいように歪めていった結果が認知の歪みです。万引き依存症は、学習された行動なのです。

映画『万引き家族』では、主人公の男が子どもから「お店のものを盗っていいの？」とたずねられるシーンがあります。子どもは物心がついたころから男の指示のもと万引きを繰り返していましたが、幼いゆえに善悪の判断がついていませんでした。成長してはじめてそこに疑問を持ち、問いかけたのです。この時点でその子の認知が歪んでいないからこそ、自分が盗みつづけることに葛藤が生まれた——そんなシーンだと解釈しています。

男は「お店のものは、まだ誰のものでもないから」盗ってもいいのだ、というような回答をします。これも典型的な認知の歪みで、彼は自分のなかでそういう言い訳を作っているから、長年万引きをつづけてこれたのだとうかがい知れます。

スーパーに行くと万引きのスイッチが入る

こうして万引きへの依存が亢進していくと、「手口が雑になった」と話す人がいます。先ほど、問題行動が亢進される一因に「スキルの向上」があるとお話ししました。それとは矛盾するようですが、Bさん（23ページ）のように、万引きしたものを隠そうとしなくなったり、Dさん（42ページ）のようにたくさんの人の面前でもお構いなしに商品をバッグに詰め込んだりします。見ている人のなかにGメンがいるかもしれない、ということは忘れているかのようです。

万引き依存症になるといろんな感覚が麻痺していき、何百回、何千回と繰り返すうちに「衝動制御障害」といわれる状態に陥る人もいます。これはある引き金を引いてしまうと、自分の内からこみ上がってくる衝動を抑えられず、不合理的なふるまいをしてしまうことをいいます。

裁判を翌週に控えているという重大な法的リスクを抱えていたBさんもですし、娘の結婚式の日に盗んだAさん(20ページ)。どちらも、明らかに衝動制御ができていません。やってはいけないときにやってしまう、という、つじつまの合わなさが見て取れます。

このとき、本人のなかに「盗っている」という感覚はありません。そこにいたら自動的に手が動き、「気づいたら盗っていた」となります。

テレビで放映される万引きGメンのドキュメントで、こういう言い訳をする人がよく登場します。「知らないうちにバッグのなかに入っていたんです」、「盗った記憶がない」――嘘をつくにしたってもう少しまともなことを言えないのか、と思われるかもしれませんが、本人はいたって真剣です。

これを理解するには、依存症の「条件反射」について理解する必要があります。

イヌにエサを与える前にベルを鳴らすという習慣を一定期間つづけたら、そのうちベルを鳴らすだけで「エサだ!」と思いよだれを垂らす……あまりにも有名な「パブロフの犬」のエピソードです。

万引き依存症者の行動もこれと同じで、条件反射で説明ができます。

イヌにとってのベルに当たるものはたくさんあり、人によって違います。毎日行くスーパーだったり、どこにでもあるコンビニだったり、特定の商品だったりします。時間帯という人もいて、夕方、買い物に行く時間になると「盗みたい」、「盗まなければ」となります。夫と口論したときや義母に小言を言われたときに、そうなる人もいます。

ある日突然、条件反射の回路ができるわけではなく、何度も何度も同じサイクルの万引きを繰り返すことで身についた悪循環のパターンです。そしてさらに繰り返すことで強化され、条件反射の回路ができてしまうのです。いったんでき上がると、私たちが梅干しを見て唾液の分泌を抑えることができないように、そこを修正することはなかなかできません。

Fさん（99ページ）を例に説明しましょう。彼女は最初、夫から節約について叱責されるたび、それによって生じたストレスを、近所のスーパーで万引きすることで発散していました。気持ちがスッと晴れ、いやなことを忘れられました。

けれどそのうち、夫から詰められたわけでなくとも、万引きをするようになります。スーパーに行けば、そのスッという感覚を無意識に求めるようになり、何も考えないまま商品に手が出るようになりました。まさに条件反射です。

イヌにとってのベルは、Fさんにとってそのスーパーという「場」になったのです。私たちはベルのことを「トリガー（引き金）」といい、それが身についてしまうことを「条件付け」といいます。トリガーが引かれたが最後、盗みたいという欲求に自力で抗うことはとてもむずかしいのです。

実は万引き依存症の人たち自身も、この条件反射のことをわかっているように思います。「記憶がない」、「気づいたら盗っていた」というときのことを振り返り、そのときの自分の状態を掘り下げてもらうと、多くの人が「スイッチが入った」と表現します。

不思議なことに、ほかの依存症でも同じ言い回しがされます。「スイッチが入り気づいたら飲んでいた」、「パチンコ店にいた」、「痴漢していた」と言います。どんなにもうやめよう、ここでやったら終わりだと思っていても、スイッチが入ると条件反射の回路が作動し、自分の行動を止められなくなるのです。

こうして、それをしたい衝動をコントロールできない状態こそが、衝動制御障害です。問題行動が亢進するほど盗り方が雑になるというのは、条件付けが強化されるからです。衝動を抑えきれず、自分で自分が何をしているのかよくわからないまま万引きします。

しかしここで勘違いしてはいけないのが、自分でもよくわからないところでいつの間にかトリガーができ、衝動制御できない状態になったわけではないということです。

彼らは、みずからそうなることを自分で選んできたのです。最初にストレス・コーピングとして万引きを選択したのが自分なら、それを反復し、さまざまなトリガーを内面化してしまったのも自分です。

先ほど、認知の歪みの典型例を挙げましたが、そのなかに「私が万引きをするのは、ギャンブルをする夫のせいだ」というのがありました。第3章でお話した通り、万引き依存症の背景には家族の問題があることが多いですが、それでも最終的に「盗ろう」と決めているのは自分ですし、これは責任転嫁に過ぎません。

クリニックでは、本人を追い詰めた背景や事情は考慮しつつも、本人の責任であることはしっかり伝えていきます。アルコールやギャンブルと違って、盗むことは犯罪行為だからです。

それにしてもなぜ、衝動制御不能な状態になってまで盗りつづけることを選ぶのでしょう。逮捕を何よりも恐れる彼らなのに盗み方が雑になるのは、やはり奇異なことのように思えます。

その謎を解くために知っておきたいのが、「パラドキシカル・メッセージ」です。

「止めてほしい」というメッセージを発信

彼らの行動は完全にパラドキシカル（矛盾している状態）です。捕まりたくないはずなのに、捕まえてくれと言わんばかりの盗み方をする。そうすることで、彼らはある人に向け、「こんな自分を止めてほしい」というメッセージを発しているのです。

メッセージを届けたい相手とは、万引きをはじめるきっかけとなっている夫であり、親であり、治療するうえで設定するキーパーソンです。キーパーソンについては第6章で詳述します。もしくは警察という場合もあるでしょう。自分の苦しさを理解してほしいし、止めてほしいのです。

第3章で、万引き行為とは自分の苦しみの原因となっている人への復讐という側面があると解説しました。復讐というと激しい感情のようですが、それも「いま自分がつらいのだとわかってほしい」ということに尽きます。はっきりと意識できているのかどうかは人によりますが、治療のなかでは自分でそのことを掘り下げ、言語化できるようにしていきます。

人は、伝えたい相手がいないときに万引きをしません。身近にいないにしても、誰かに自分のSOSを伝えたくて万引きを通して発信します。依存症の人は、無意識レベルで誰も見ていない、誰も捕まえない、誰にも何も届かないところでは盗みません。人間関係のなかで進行していく病です。だからこそ、人間関係のなかで回復していく病でもあります。

これはすべての依存症においても言えることです。依存症とはそれ自体、とても自己破壊的に見えます。しかし、それは生きのびるために彼らが選択したもので、こうした矛盾した（パラドキシカルな）メッセージを送ることで誰かとつながることを期待した行為です。

私は依存症の治療に20年ほど携わってきて、「依存症＝悪」と言い切ることはできないと感じています。

つらい現実を前にしたとき、自殺を考えたり鬱になったりする。これは人間の健全な反応です。そんなとき身近にお酒、薬物、ギャンブル、セックス、万引きがあればそれにのめりこんでしまう……しかし、そうすることでその人たちは今日一日を生きのびることができるのです。

つらい現実をサバイブし、これからも生きていくための選択なのです。臨床の場では、「何かに依存できたから自死を免れた」と解釈できるケースも多々あります。

問題は、何に依存するかです。酒やギャンブルも心身の健康を損ねるほどは依存しないほうがいいでしょう。「自立とは、依存先を増やすこと」とは東京大学先端科学技術研究センター准教授の小児科医、熊谷晋一郎氏の言葉ですが、自分を損なわない依存先を早くから、そしてできるだけたくさん見つけておくことが肝要です。

たとえばあるひとりの人に依存していた場合、その人が身近にいなくなればどうしていいかわからなくなります。恋愛関係や親子関係でよくあるパターンです。何人もの人にちょっとずつ愚痴を聞いてもらうとか、気分転換に付き合ってもらうとかしておくと、最悪の事態は避けられます。ポイントは社会の中に依存先を増やすということです。

人でなくとも、多趣味な人はそれだけストレス・コーピングの選択肢が多いため、依存先の分散ができます。これは現代人にとっての重要な課題です。

万引きは加害行為であり犯罪なので、依存先としてもっともふさわしくないもののひとつです。「それに耽溺しなかったらつらい局面を乗り切れなかったかもしれない」のだとしても、やっていい理由にはなりません。しかし、その人自身が変容しないかぎり、盗みつづけ、それでも問題は解決しないので苦しみつづけることになります。

エスカレートしているということは、自分でも無意識のうちに「万引きしたい、でも、止めてほしい」というパラドキシカル・メッセージを周囲に発しているということです。自分自身でその生きづらさに気づき、不幸な連鎖を断ち切らないと、事態はさらに悪くなります。

家族の日常は失われ、日々振り回される

万引き依存症が進行すると、ほとんどの人が逮捕されやすくなります。一度逮捕されると「もう捕まりたくない」と気を引き締めますが、すでに衝動制御ができなくなっていると、手口も雑になり、次第に捕捉、逮捕されるペースも上がっていきます。

最初のうちは家族に隠せていた人も、そういうわけにはいかなくなります。被害店舗からの通報を受けた警察から家族が呼び出され、身柄を引き受けるよう言われます。いずれ

は、必ず家族の知るところになります。第1章で見た通り、万引き依存症者には結婚していて家族と同居している人が多いのです。

連絡を受けた家族はまず、こう思うでしょう。

「なんで万引きなんてしたの？」

特に当クリニックに通っている人たちのほとんどは、経済的に困窮してはいません。盗んだものの額を聞くと、買えない額ではない。ますます困惑するし、にわかには信じられないでしょう。何度でも繰り返しますが、万引き依存症になるのは根が真面目で責任感が強い人たちなので、ふだんはそんな素振りを見せないのです。

一度なら「出来心」、「魔がさした」と言われたのを素直に受け取れます。被害額も少ないので、泣いて謝られれば許す気にもなるでしょう。しかしそれが何度もつづけば、そして次第に呼び出されるペースが上がれば、何かがおかしいと気づきます。

当然、怒りもあるでしょう。けれどそれ以上に、理解できないのです。なぜ買えないわけでもないものを盗むのか、逮捕されるたびに猛烈に反省して「もうしない」と誓うのに、なぜいとも簡単にそれを破ってしまうのか。

しかも店舗や警察で、自分が知る以前に何度も万引きをしていたと知らされれば、ショックも倍増します。

その日から、家族の日常は失われます。万引き依存症の背景には多かれ少なかれ家族の問題がありますから、それまでの生活も順風満帆ではなかったはずですが、それなりに保たれていた均衡が崩れます。

まず物理的に、被害弁済や店舗への謝罪、裁判に向けての準備などに時間をとられます。弁護士を選任したり裁判に情状証人として出廷したりということに慣れている人は少ないので、強いプレッシャーを感じるでしょう。

その人を見る目も変わります。「いってらっしゃい、気をつけてね」と送り出すとき、自分の知らないどこかでまた万引きするのではないかという不安が常につきまといます。家に新しいものが増えていると、「また盗ってきたのではないか」という目で見てしまいます。急に知らない番号から電話がかかってくれば「また警察からなのでは」と身構えます。本当にそうだったとしたら落胆しますし、そうでなくとも自分にこんな思いをさせる本人に苛立ちが募るでしょう。

同時に、周囲からの視線も気になります。万引きは日常のなかで行われる犯罪で、近隣のスーパーやコンビニなど身近なところが舞台になります。近所の誰かに見られたのではないか。そうすると、「あそこの家はお金に困っている」と思われているのではないか。恥じる気持ちも加わり、家族もがんじがらめになっていきます。

当クリニックに通っている万引き依存症者は、家族に言われて、またはお願いされて受診する人が多いこと、本人より先に家族が相談にやって来るケースもあることはすでにお話しました。

クリニックに来るころには、家族は疲れ果てています。私たちにもそうだとすぐにわかるほど、見るからに疲弊しきっています。

そこで、本人に何度問いただしたのかわからない問いを私たちの前でも繰り返します。

「なんで盗むんですかね？」

ある男性は、こう言いました。もう絶対にしないと言いながら隠れて万引きをしていた妻に怒り、どうすれば盗みをやめさせられるか頭を抱えていました。

「妻は子どもたちに『嘘つきは泥棒のはじまり』と教えてきました。なのに、その妻がどうして泥棒をしているんでしょう？」

その疑問を妻本人にぶつけ、問い詰めたことも何度もあるそうです。最後は「これが絶対最後」と号泣するので、しぶしぶ怒りの矛先を納めるのが毎度のパターンだそうです。

嘘つきは泥棒のはじまり――みなさんも子どものころからたびたび聞いてきたと思います。嘘をついたとき、そう大人から説教された経験がある人も多いでしょう。

ところが、実際はその逆なのです。

「泥棒は、嘘つきのはじまり」

私はクリニックで万引き依存症者とその家族と接しているうちに、そう確信するようになりました。

盗んだ側が、被害者意識に苛まれる

生まれながらの嘘つきはいません。

みなさんもこれまでの人生、大なり小なりの嘘をついてきたでしょう。そのときのことを振り返ってもらえればおわかりになると思いますが、私たちは何かしら自分にとって不利な状況を切り抜けるために嘘をつきます。処世術のひとつとして、嘘をつくことを学習してきたのです。私もそうして嘘をついたことが何度もあります。
万引き依存症の人が嘘をつくのは、「なぜ盗ったのか」と問い詰められたときです。トリガーが引かれれば条件反射的に盗ってしまう人たちに、「なぜ」も何もありません。けれど、家族からそう問い詰められれば、無理にでも答えなければ納得してもらえません。そこで、なんとか考えて「万引きする理由」を作り出すのです。

「お義母さんの介護でイライラしていたから」

「子どもの受験のことで頭がいっぱいで、気づいたら盗っていた」

たいていは、それらしいことを言います。背景には家族の問題があるので、まったく見当はずれのこととも言えません。

しかし、子どもの受験が終わったら万引きが治まるのかというと、依存症である以上、いきなり止まることはありません。実際は受験そのものより、そのことをめぐる夫との関係が原因のひとつだったとしても、それは口に出せません。

そして、また万引きをします。

結果、夫からすればそれは「嘘をついた」ということになります。

万引き依存症になると、「なぜ盗ったか」というのは、とてもむずかしい問いです。万引きに依存していったきっかけや遠因はあっても、そのときどきには盗む理由というのは特になく、トリガーが引かれ条件反射の回路が作動して盗っただけだからです。その仕組みを本人も理解していない状態だと、余計に説明のしようがありません。

たとえて言うなら、花粉症の人がくしゃみをしたとき、「なぜくしゃみをしたのか？」と聞かれるようなものです。くしゃみは症状です。そこに理由はありません。

ですが、何か答えなければその場が収まらない……苦肉の策としての、嘘なのです。

これは、思わずそう聞いてしまう家族が悪いという意味ではありません。万引き依存症ということを知らなければ、家族も問い詰めたくなるのは当然です。

悪いことをしたら、反省する——一般的に疑いようのないことだと思われています。万引きを繰り返すといずれ実刑を受けることになりますが、刑務所は反省をするところです。自分のしたことを省みてから社会に戻ることが、更生にとって重要とされています。

しかし依存症の臨床の現場では、その人が反省しているかどうかにはあまり重きをおきません。なぜなら、その人の「行動変容」にあまり関係ないからです。行動変容とはここでは「万引きする自分」から「万引きしない自分」に変わることです。

「反省しなさい」と言われたとき、みなさんはどうするでしょう。相手がものすごく怒っていれば、その場を収めたいと思うのではないでしょうか。

自分が仕事のミスなど何か悪いことをしたのだとしても、上司から長時間お説教されると、「もういやだ、早く終わらせたい」と思うものです。そのときにどんな言葉を使い、どんな態度で謝罪をすればいいのか。多くの人がこれまでの人生のなかでそのスキルを身につけてきたことでしょう。

万引き依存症者は全力で反省を示します。Gメンに捕捉されたあと、被害店舗の従業員の前で土下座までして謝罪します。もうしないと約束した家族を裏切ったときも、土下座します。警察でも「もうしません」と神妙な顔をします。そんな態度を見て「今回は本当に反省しているな」、「信じてみようか」と思うものですが、ほどなくして再び万引きをする……。

その場を取り繕うための反省と、「万引きしない自分への変容」とはまったくの別物で、反省を強く求めれば求めるほどその距離は大きく開いていきます。

そこで、当クリニックでは治療プログラムをはじめるときに、その人がどれだけ反省しているかということはまったく問いません。それよりもまず「万引きをしない自分」になるための具体的な方法を学ぶことを最優先としています。それについては第6章でお話しします。

万引き依存症者に反省が見られない理由のひとつに、「被害者意識」があります。スーパーやコンビニから商品を盗んでおきながら被害者とは、と驚かれるかもしれませんが、これはさまざまなジャンルの加害者に共通して見られます。

DV加害者であれば自分が暴力をふるっておきながら、相手から訴えられると「そこまでひどいことをしたわけではないのに訴えられた自分はむしろ被害者だ」と思いますし、痴漢加害をした男性が逮捕されたら、「ちょっと触っただけなのに自分の人生が終わってしまう」と思います。自分が加害者だという意識は、完全に抜け落ちています。

万引き依存症者は特にその意識が欠けています。

「たいしたものを盗っていないんですけどね」――これは、彼らから本当によく聞く言葉で、クリニックに通うようになってもぽろっと口に出ます。認知の歪みに向き合い、修正しにきている場でそう言ってしまうということは、そういう言い訳をすることが日常的に習慣化しているということです。たいしたものを盗っていないのに逮捕されたり叱責されたりすることで、気分はすっかり被害者なのです。

万引きをした帰り道、Gメンや警察が追ってくるのではないかとビクビクする人もいます。万引きという加害行為をしたことを忘れ、自分のことを怖い人たちに追われている被害者のように思っています。

それでも、さすがに何度も逮捕されると反省をするのではないか、加害者という意識も芽生えてくるのではないか、という期待はむなしく裏切られることが多いです。

逮捕も何度目かになると、家族も「今度こそ」「さすがに反省して変わってくれるだろう」と切実に祈りますが、残念なことにそれは叶えられません。

彼らのなかでは悪いことをしたから捕まった、ではなく失敗したから捕まった、でしかないのです。

「やり方が甘くてGメンに見つかるようなヘマをしてしまった」

「この店はマズかった」

「今日は気づかないうちに盗ってしまったけど、次はもっと注意して盗ろう」

「運が悪かっただけ、私は悪くない」

といった程度の考えです。要はバレなければそれでいいという考えなので、そこにはやはり認知の歪みがあります。

逮捕後、罰金刑を言い渡されることがあります。刑法上は50万円が上限ですが、最初は20～30万円ぐらいが相場です。盗んだものの金額は、まったく額に反映されません。３００円のものを盗んで30万円の罰金というのは、彼らにとって「割に合わない」ことになり、「何もそんな高額な請求しなくても」という被害者意識にすり替わります。

けれど実際に払うのは本人ではなく家族というケースが多く、そうなると本人は痛くもかゆくもありません。真の反省はますます遠ざかります。そのうちまた万引きをし、家族はさらに疲弊していくのです。

「病気なら許せます」と前を向ける家族

こうした過程を経て、思い詰めてクリニックにきた家族に、万引き依存症という病気であり、衝動制御障害が見られると伝えると、ほっとした顔をされることが多いです。発覚して以来さまざまな理不尽に振り回されてきた末に、やっと光明を見た瞬間です。

「病気なら許せます」

そう話す家族も多いです。ということは、許すかどうか迷っていたのです。

診断されたことで、本人と家族が和解し、同じ方向を向いて再発防止について真剣に考えられるようになります。治療を進めていくうえで周囲の足並みがそろい、本人へ同じ対応ができることはとても重要です。「あっちではこう言われたのに、こっちではこう言われる」と混乱させると、安定した治療を継続できません。

ここで気をつけなければいけないのは、単純な病理化は危険だということです。依存症の診断がついたことで本人が「そういう病気なんだから、私が万引きするのは仕方のないこと」という世界観につながってしまうと、いつまでも回復はできないでしょう。行為に対する責任も一切取れません。

そうならないよう、私たちのクリニックでは、反復する万引き行為が周囲に与える影響について彼ら自身に考えてもらいます。常にこちらから行為責任について考えてもらい、それを受けて本人は自分がしたことの責任性について考えます。

しかし家族が「病気なら許せます」と受け取ることには、一定の意味があると思います。

万引き依存症からの回復には、家族の協力があったほうが治療中断率も低く回復率もいいからです。

妻なり夫なりの万引き依存症が発覚したとき、離婚を選ぶケースは少ないです。それでもやめない相手に対して「次やったら離婚」とプレッシャーをかけることがあっても、クリニックに通っている人たちにかぎっていえば婚姻関係は継続されます。「離婚しない代わりに、ちゃんと通院しなさい」と言われてクリニックを訪れる人もいます。

不思議に思われるかもしれませんが、「万引きさえしなければ」いい妻であり、いい夫だからだと思われます。

万引きに耽溺した遠因が家族にあるのであれば、家族内でその問題を解決する方向に舵を切らなければなりません。家族もまた、自分自身のコミュニケーションを省みる必要があるのです。

当クリニックでは家族支援グループ（KFG：Kleptomania Family Group meeting）もあり、家族も回復を目指します。それが本人にも肯定的なフィードバックをもたらします。治療プログラムにおける家族の関わり方については、第6章でお話しします。

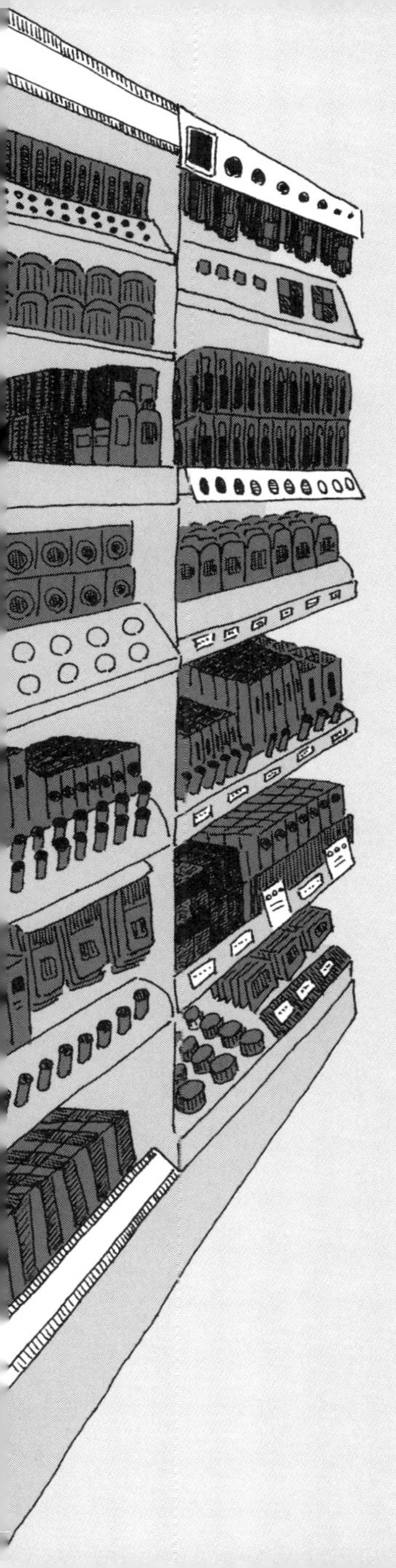

第5章 高齢者と摂食障害と万引き

認知症の診断で、無罪になることも

本章では、常習的な万引きを考えるうえで欠かせない、「高齢者の万引き」と「摂食障害を合併している人の万引き」について解説をします。

第1章でお話した通り、当クリニックに重度の摂食障害の人はほとんど来ません。そうした人たちにはある程度身体管理が必要で、そのために入院治療ができる専門病院につながることが多いからです。当クリニックまでの電車を使った通院は、そもそも体力的に厳しいものがあります。

とはいえ、摂食障害の問題から万引きをはじめた人たちにも、万引き依存症全般に通じる重要な問題が見られるので、ここで採り上げます。

高齢者の万引きは「認知症だから」と片づけられがちですが、そう単純な話ではありません。それが先入観として定着しそうになっていることを危惧しています。

たしかにそれが原因で善悪の区別なく万引きを繰り返す人がいて、いま現在も刑務所には大勢収容されています。こうした人たちに罰を与えることの意味については社会全体でよく考えなければなりません。

いくつもの要因が重なり合った末に発生する高齢者、摂食障害者の万引き、それぞれの現状と問題点を洗い出していきます。

●高齢者の万引き

2018年6月、東京都は約1か月間の期間限定で、「高齢者万引き」についての無料相談を実施しました。

目的は再犯防止で、対象は「都内在住で、万引きをしてしまう高齢者（概ね65歳以上）本人またはご家族など周囲の方」で、社会福祉士や精神保健福祉士が相談を受け、内容によっては適切な支援機関や団体の情報提供をする、というものでした。案の定、当クリニックにも何件か相談がきました。

高齢者の万引きは東京都にかぎらず全国的な問題です。53ページ〈図1-3〉を見ると調査対象となっている万引き事犯者のうち、65歳以上は全体で約2割。女性のほうがやや多くて、約2・5割を占めています。当クリニックの現状はというと、55ページ〈図1-4〉

に表れている通り、60、70、80代合わせて4割近くになります。

ただし、〈図5-1〉を見ると、万引き依存症に加えて軽度の認知症を発症している人は1割強と、それほど多くありません。60歳以上にも認知症で<u>は</u><u>な</u><u>い</u><u>け</u><u>れ</u><u>ど</u>万引きを繰り返す男女が多くいて、私たちはそうした人たちには依存症の側面があると見ていますし、通院しているのは基本的に万引き依存症と判断された人たちです。

〈図5-2〉は、「平成28年版 犯罪白書」より検挙された高齢者の罪状を比較したものですが、万引きが男性において半数近く、女性にいたっては8割以上という圧倒的な割合を占めています。この調査における最高年齢は男子83歳，女子87歳だそうです。

高齢者の犯罪といえば万引き、というイメージが定着しつつあると思いますが、それも納得のデータです。各地の女子刑務所が老人ホームと化しているといった、皮肉めいた報道もされています。

115ページ〈図3-3〉を見直すと、65歳以上が万引きをするに至った背景には、「家族の問題」が目立ちます。病気や死去によって身近に頼れる人がいなかったり、いても没交渉だったりトラブルがあったりという、孤立しやすい状況にあります。

〈図5-3〉、〈図5-4〉は、万引きをして微罪処分になった被疑者などを対象に、東京都

図5-1　クリニックに通院している人の万引き依存症以外の合併症

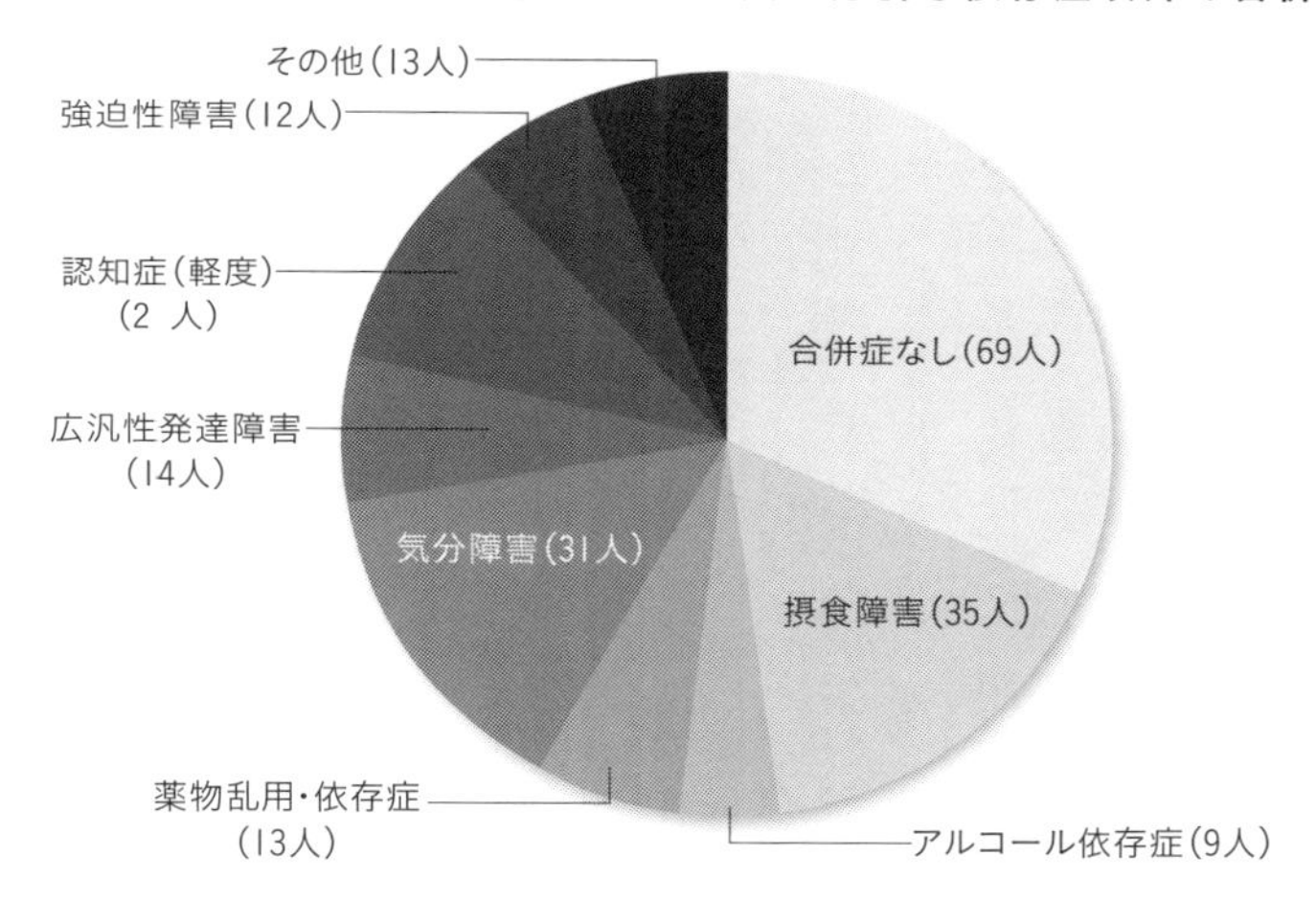

図5-2　刑法犯 高齢者の検挙人員の罪名別構成比
平成28年版 犯罪白書

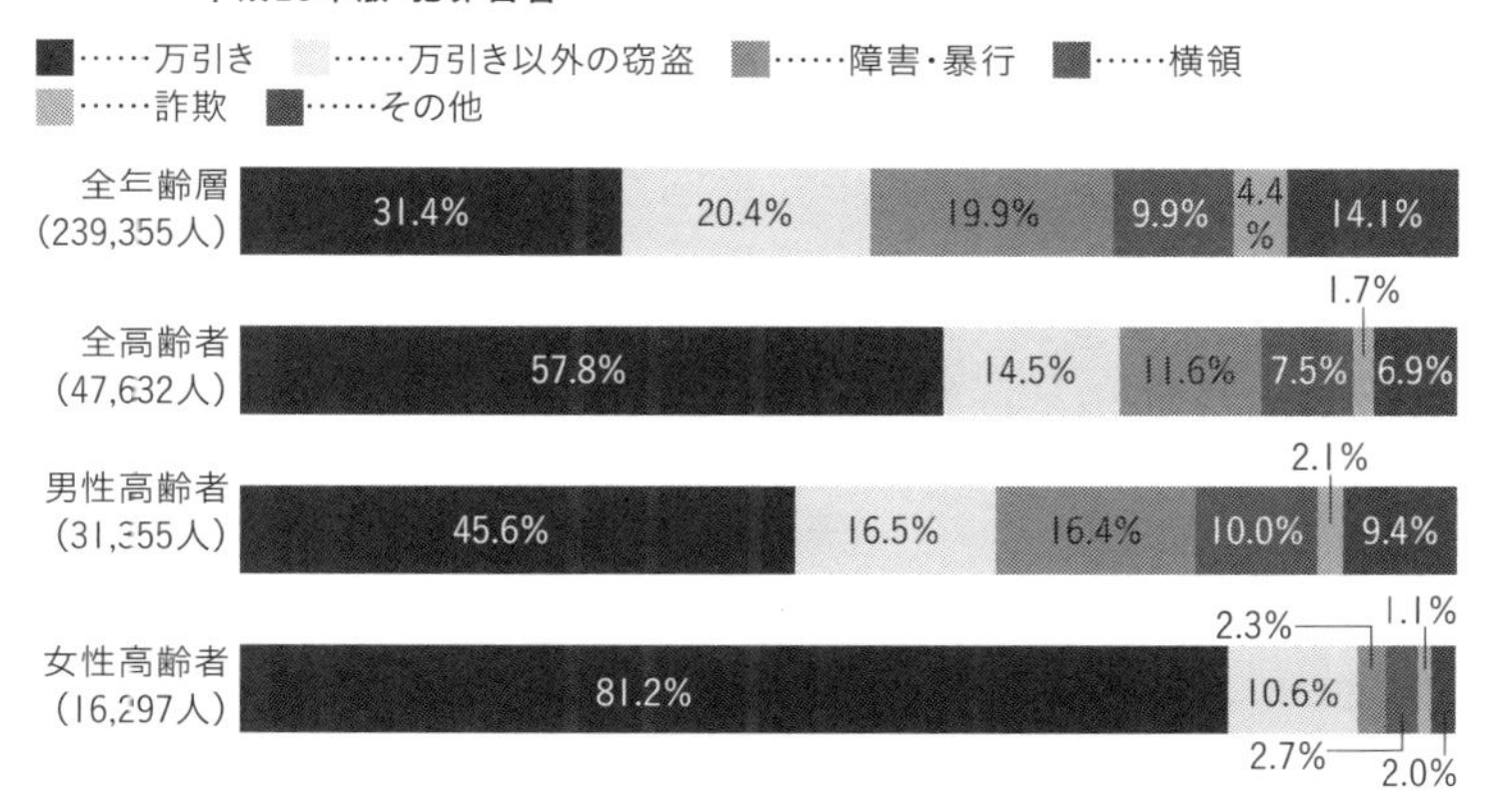

注・警察庁の統計による。犯行時の年齢による。

が行った実態調査です。

就労状況、経済状況はともに厳しく、捕捉されても商品の代金を支払えない高齢者がこんなに多い様子を見ると、この問題を考えるうえで「貧困」は無視できない要素であることがわかります。

しかし再度、37ページの〈図1-1〉を見ると、65歳以上で「生活困窮」を万引きの動機に挙げている人は案外少なく、ひとつの要素だけで全体を推し測ることのむずかしさを感じます。

どの年代においてもいえることですが、常習的な万引きは貧困だけ、家族の問題だけ、と単一の理由で発生するものではありません。貧困状態にあるすべての人が万引きするかというと、それはないからです。よって、「高齢者の万引き=貧困が原因」という単純な図式を描いてしまうと、問題の本質を見落とします。

というのも、こうした調査では認知機能と万引きの相関性が表面化しにくいからです。

加齢による認知機能の低下から万引きする高齢者が多いことは、早くから各方面の研究者、関係者により指摘されてきました。理性や判断を司る前頭葉に何らかの障害が起き、

図5-3 高齢の被疑者の経済状況①
平成28年 万引きに関する有識者研究会

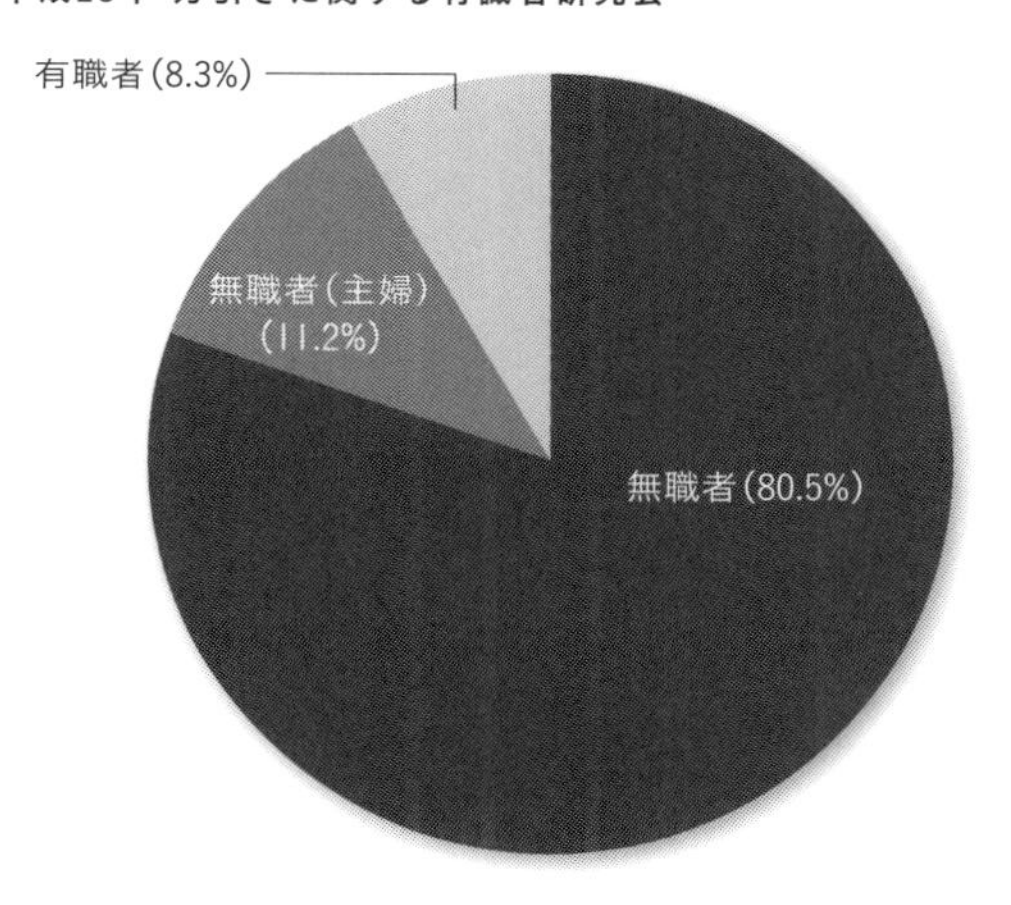

図5-4 高齢の被疑者の経済状況②
平成28年 万引きに関する有識者研究会

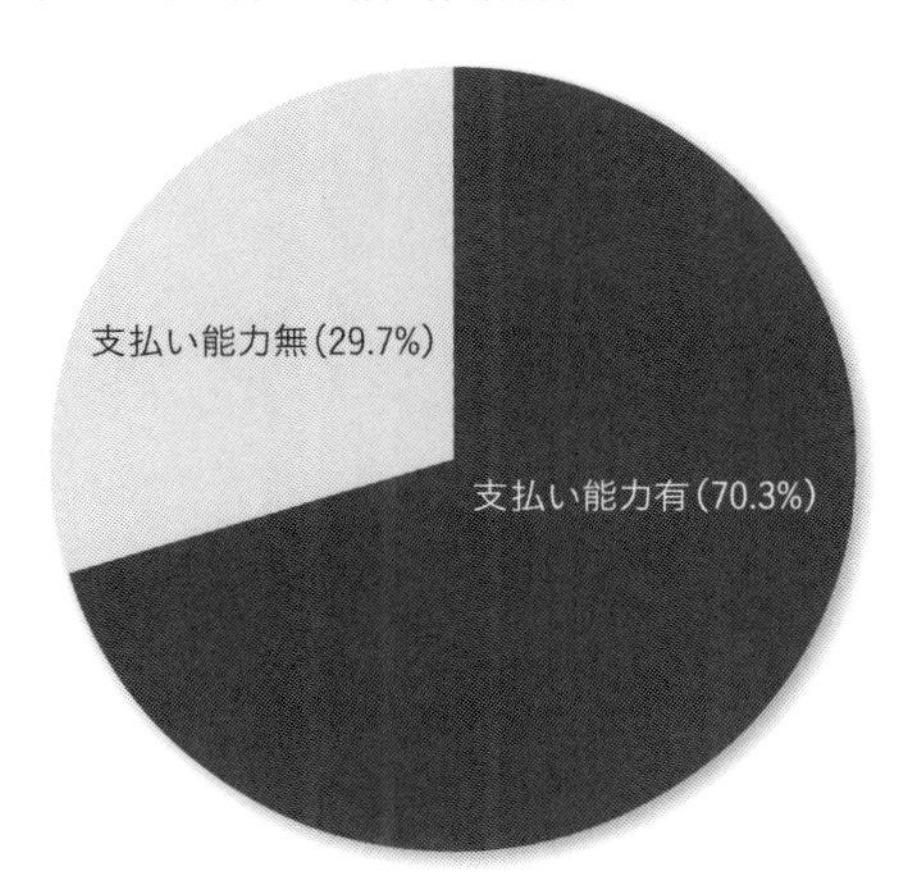

これまでのように常識にそった行動ができなくなる、だから盗んでしまうということではなく、脳の機能に変化が訪れたがゆえの問題行動です。

ひと口に認知症といっても現在は研究が進みいくつかのタイプに分けられていますが、そのなかでも「前頭側頭型認知症」といわれるタイプが、万引きにつながりやすいことがわかっています。

思考や判断力、社会性などを司る前頭葉、聴覚や味覚といった五感に関わることのほか、記憶や判断力を司る側頭葉。脳のなかでもこの両者の機能が低下することによって、さまざまな困難が生じます。

感情のコントロールがうまくできずに衝動的な行動に出たり、その場にふさわしいふるまいができなくなったりします。傍目からみれば社会性を失ったように見えますが、実際に犯罪行為につながることもあります。そのひとつが万引きです。

スーパーに行って「おいしそうだ」、「お腹が減った」と思ったらその場で封を切って食べてしまう。お金を払わずに持ち帰る……それまで社会のルールに沿って生活できていたのに、それができなくなってしまう。それは本人の人格が変わったとかモラルが低下したとかいうわけではなく、脳機能が変化したからなのです。

この変化により、男性では痴漢をはじめる人もいます。「触りたい」と思ったときに何のストッパーも働かず、触ってしまうのです。気の毒なのは、被害者です。加害者の認知機能に問題があるからといって、被害者の傷が浅いなどということはありません。しかしこうなった高齢の加害者を責めたり理由を問い詰めたりしても、納得のいく結果は得られないでしょう。未然に防ぐためにも、認知機能と問題行動との因果関係についての研究がさらに進むことを願います。

このタイプの認知症は記憶障害があまり見られず、身近にいる家族も認知に問題が出たとは気づかないことがあります。早い人だと50代で発症するので、周りもまさか認知症だとは思わないでしょう。

認知症から万引きをする高齢者がいる、というのは頻繁に報道されますし、万引きGメンを追ったドキュメント番組でもそうとしか思えない人がたびたび登場します。なまじ知られていないわけではないからこそ厄介なこともあります。それはすなわち、高齢者のなかに万引きで捕まると認知症のふりをする人がいるということです。被害店舗の従業員にいろいろと質問されてもまともに答えず、その場を切り抜けようとするのは悪質としかいえません。

しかしここに、認知機能に問題があると思われる高齢者は逮捕されにくいという現実があります。警察に行っても会話が成立しないので調書も取れず、犯行の実態がよくわからないからです。そうした人はどこかの段階でそれを知り、学習して、実践しているのです。

起訴され、裁判になれば、認知症であるとわかる診断書や意見書が必要です。最近では、きちんと確定診断が下っていれば無罪判決が出ることが増えてきました。対象行為時、心神喪失または心神耗弱の状態で、責任能力がない、もしくは責任能力は限定的と判断されるからです。

最近の判例を紹介します。万引き行為により一審で実刑判決を受けた高齢者がいます。控訴審では担当弁護人が変わり、その人から認知症の検査を勧められ各種検査をしたところ、認知症と診断されました。それを受けて、逆転の執行猶予判決が出ました。別の判例では、無罪判決も出ています。

これが知られるとますます認知症のふりをする人が増える危険性がありますので、刑事手続きの早期の段階から厳密に診断を行うことが求められます。

認知症だと診断された人を刑務所で服役させても、意味はありません。そこでは治療が行われるわけでもなく、ただ軽作業に従事するだけです。逆に、受刑中に介護度が上がり刑務官では手に負えず、受刑者同士が介護するという現実もあります。これでは何のために刑務所に行っているのかわかりません。

そうでなくとも認知機能が改善しないまま仮出所して自宅に帰ったところで、高い確率で再犯するだけです。満期出所だとなおのこと、再犯に至るスピードは速いかもしれません。身元を引き受けてくれる人がおらず、孤立するしかないからです。

仮釈放で家族に引き取られるにしても、24時間365日行動をチェックできるわけではありません。隙を狙って家を出て、どこかで万引きしてしまいます。また被害店舗が増え、被害額も増え、それでも本人は何も悪いと思っておらず、いくら叱っても暖簾に腕押しです。

高齢者だけではありませんが、病気や交通事故などの頭部外傷によって高次脳機能障害になった人や、自閉症スペクトラム障害の人のなかにも、ときおり万引きが常習化するケースがあることがわかってきました。特定の物や思考に強いこだわりが出ることで、商品を盗って溜め込んでしまうのです。

起因するところは違っても、認知症からの万引きと共通するところは多くあります。機能の回復は可能なのか、回復しないままでも万引きをやめさせることはできるのか。彼らも社会のなかで生きていく存在です。各方面で、そのための研究が進むことが待たれます。

歳をとり失うものが増え、孤独感が増す

刑務所にいっても、社会に戻っても、認知症の高齢者に万引きをやめさせられないとすれば、私たちは被害が拡大するのをただ黙って指をくわえて見ているしかないのでしょうか。また、本人も家族もその苦しみから半永久的に逃れられないのでしょうか。

高齢になればなるほど万引きは自宅近辺で行う傾向があるようです〈図5-5〉。ほかの世代と比べると断トツの多さです。ＡＤＬ（日常生活動作）が低下し行動範囲が限定されるのも一因でしょうが、盗むことがより日常生活の一部となっている様子がうかがえます。

何度も捕捉され、店舗から出入り禁止を通告されても、そのこと自体を覚えていないので、またその店舗に行ってしまう。店舗の人たちの苦労、そしてその都度、身柄引き受けにいき謝罪する家族の心痛が忍ばれますが、万引きが発生したときだけ場当たり的に対処

図5-5　高齢の被疑者の犯行地域
平成28年 万引きに関する有識者研究会

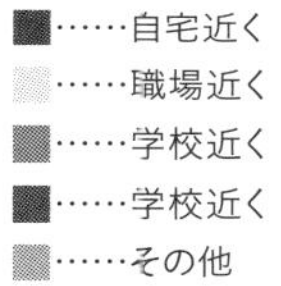

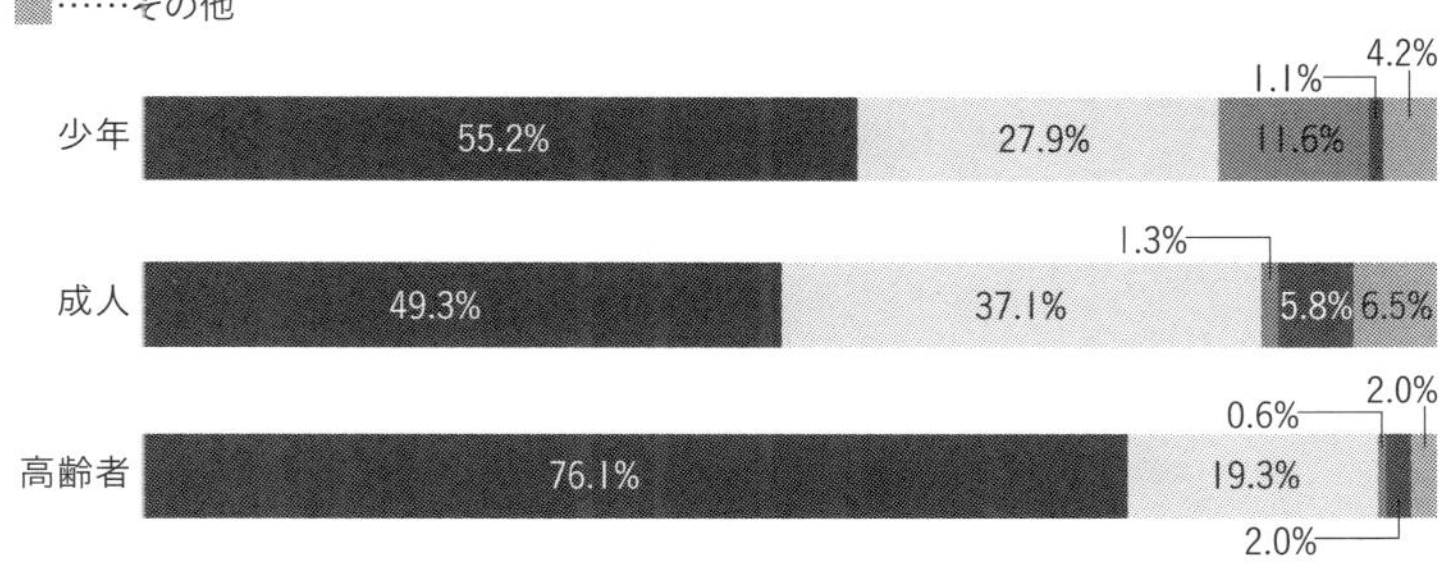

するのでは、今後も同じ苦労を繰り返すことになるでしょう。

認知症だけでなく、すべての精神疾患や脳機能障害は個人の努力で避けられるものではなく、予防的対策が必要です。誰にとっても他人事ではありません。自分がそうなるより前に、自分の親や家族にそのときが訪れるかもしれません。

自分や身近な人が認知症から万引きをしてしまったとき、何をどうしても盗むのを止められないとなれば絶望的でしょう。認知症の親を持つ世代はまだ働き盛りであることも多く、頻繁に振り回されるようでは日常生活に多大な支障を及ぼします。

自分自身も決して無関係ではない問題と

して、私たちは認知症のある高齢者でも万引きをやめることができる方法を模索しています。

それについて詳しく解説する前に、「認知症ではなく依存症の問題として万引きを繰り返す高齢者」についてお話をします。

当クリニックに通っている人たちのなかでも一番のボリュームゾーンは65歳以上ですが、ほとんどの人に認知機能障害は見られません。ここで行われているのは依存症の人たちに向けた治療であって、週3回以上、最低1年間は継続することを条件としています。認知症があると、これはむずかしいでしょう。

これまで見てきた「万引きをする高齢者が多い」というデータでは、それが認知症からのものなのか、依存症からのものなのか、それとも貧困ゆえに盗まなければ生きていけないからなのかはほとんどわかりません。

経済状況や人間関係に万引きを繰り返す原因を探るものはありますが、認知症との因果関係は表に出てきにくい問題であるようです。

クリニックではひとりひとりの健康状態、バックグラウンドなども参照しながら、ＩＣ

D-10やDSM-5という診断基準にそって診断します。高齢者でもクリニックに来て最初にすることはほかの世代と変わりありませんし、万引き依存症や衝動制御障害の診断が出ればこちらから通院での治療を提案します。

万引き依存症の背景には家族の問題、それによるストレスや孤独感があるとお話ししましたが、高齢者にはそれが特に強く表れます。

人は長く生きるほど、さまざまな「喪失感」を体験します。代表的なものでは配偶者の死や、病気などでの入院。それらによって心に大きな影響を受け、万引きへの最初の一歩となりやすいです。最近ではペットの死も見聞きするようになってきました。ペットロスといわれ、心に大きな影響を及ぼします。

配偶者がいても人間関係が希薄になりがちなのは男性です。まず仕事をリタイアしたとき、心にぽっかり穴が空いたような気分になります。社会的な役割がそのままアイデンティティになっている男性が、それだけ多いということでしょう。

仕事での人間関係はリタイアとともに途切れます。そんなときに気軽に会える友人がいるかというと、これまで飲みにいっていたのもゴルフに行っていたのもみんな仕事関係の人たちばかり。気づけば家族以外の人と会話をすることがほとんどない……。

そのうえ配偶者が先に亡くなれば、多くの男性の場合、地域のコミュニティとのつながりが弱いので、あっという間に孤立します。

ほかにも体力の低下や性機能の低下などなど、若いころには当たり前だと思っていたものが時間の経過とともに失われていきます。しかし孤立し、孤独感を抱えたまま生きていくのは、若い世代が思っている以上に困難です。せめて、そのことを誰かに知ってほしいと願います。

これまでだと、ここでアルコールに依存するのがひとつのパターンでした。男性は仕事帰りに飲みにいくなど飲酒の機会が多い半生を過ごしてきました。それが唯一のストレス・コーピングでもありました。そこで、老境の孤独感を酒で紛らわそうとするのです。

現在の高齢世代では日常的に飲酒する女性はどちらかというと少数派なので、60代以上の女性にはあまりアルコールでの問題行動は見られませんでしたが、今後は変わっていくかもしれません。

高齢になって孤独を感じると、男性は酒に溺れ、女性は万引きに溺れる。男性は日常にアルコールがあり、女性の日常には日々の買い物に行くスーパーがあります。依存症とは日常のなかで耽溺していくものだということがよくわかります。孤独だ、人恋しいという感情がトリガーとなり、問題行動に発展します。

私は、これからはアルコールのような物質依存より、行為・プロセス依存が増えていくと見ています。おそらく、男性高齢者の万引き依存症も今後増えていくことでしょう。

高齢者が万引きへの依存から回復するためには、この孤独感とどう付き合っていくかが支援のポイントです。

「ひとりにさせない」が一番の万引き対策

クリニックに通院をはじめると、ほとんどの人はいったん万引き行為が止まります。年代を問わず、きれいに止まります。ただ、治療継続中に時おり再発することはあります。再発のことを「リラプス（relapse）」といい、これはどの依存症にもいえることですが、リラプス＝失敗ではなく、それを繰り返しながら回復に向かいます。

アルコールやギャンブルにおけるリラプスは、自分や家族が困りますが、万引きでは店舗や従業員の生活に被害が出ます。そのときにどう対処するかが、課題となります。

プログラムは、同じ依存症で苦しんできた仲間とともに行います。第6章で詳しくお話しますが、「なんでも話せる仲間がいる」、「仲間を裏切りたくない」という感情は、依存症と向き合ううえで大きな支えになり、再発のストッパーにもなります。

クリニックのスタッフもひとりひとりを気にかけていますし、家族が家族支援グループに通っているならそこで学んだことをきっかけに家庭内の人間関係も大きく変わります。本人が抱えていた孤独感は、もう放置されません。

万引きをやめる具体的なスキルを学ぶことは、とても重要です。彼らが生きるのは刑務所ではなく、社会なのです。そこにはスーパーがありコンビニがあり、トリガーの宝庫です。家族とのトラブルが毎回トリガーとなる人は、その家族と同居しているかぎり、いつ引き金が引かれるかわからない状態です。

けれど、それと同時に根底にある孤独感やストレス、家族関係、その他の人間関係や日々の行動スケジュールにまで向き合わないと、長期間にわたって「盗まない自分」を保つことはできません。

ここで、ひとつの好例を紹介します。

身寄りのない高齢者男性Mさんには、万引きでの受刑歴があります。弁護士の紹介により当クリニックの通院を決めました。日常的な万引きはすぐに止まりましたが、じきに通ってこなくなりました。

理由はわかりません。この万引き依存症の再発防止プログラムは、実刑判決での中断を除く1年間の通院継続率が70％ときわめて高いのですが、たまにこういう人もいます。どんな依存症でも、早い段階で治療からドロップアウトする人のほとんどは再発します。Mさんもまた盗む日々に戻っていたようです。

それに対して動いたのが、住んでいる自治体の高齢福祉課です。被害店舗から同課に「なんとかしてほしい」と連絡が入り、以前からMさんを担当していた職員が店舗まで謝罪にいきました。

そこで終わっていればMさんはきっと、いまも万引きする日常をつづけていたでしょう。その職員があと何度かは謝罪し、その場限りの介入をしてくれたとしても、そのうちもう関わりきれないと愛想をつかされる可能性はあります。そうなるとMさんはまた刑務所に逆戻りするしかありません。

しかしその職員は役所で早急に支援会議を開き、クリニックでの治療を継続することで役所内の合意を得ました。そして、Mさんも自らの意志で再び通院することを選択しました。

手厚い支援のおかげで、いまMさんはクリニックの送迎車を利用し、スタッフとともに週に3度の通院を再開しています。朝は私たちスタッフに伴われクリニックに来ます。そこでは規則正しい生活習慣が維持され、バランスのいい食事が提供されます。同世代の仲間もいます。つまり話し相手がいるのです。

通院のない日は自宅で過ごしますが、自治体の介護保険サービスを利用して、訪問介護の一環で家事援助を受けています。クリニックのスタッフも精神科訪問看護として、定期的に安否確認に行きます。

これだけ多くの人の目があり、ひとりきりになる時間が減ると、物理的に万引きしにくくなります。けれどそれ以上に、たくさんの人と関わりがあるいうこと自体が、再発防止につながります。これを「環境調整」といいます。孤独感というトリガーが引かれないと、Mさんは万引きしないのです。

こんなにも多くの人が関わるなかで、万引き依存症が回復していくということに驚きを感じられた方もいるでしょう。社会のリソースが大きく割かれていることに、是非を唱えたい人もいると思います。

これに先立って、認知機能の問題から万引きを繰り返す高齢者について解説しましたが、環境調整も含めた同様のアプローチが彼らにも非常に有効だと考えます。

盗りたいという窃盗衝動をコントロールできず、自分では万引きが止められなくなっているのは同じです。周囲が目配りをし物理的にも精神的にもひとりにさせないことで、未然に防げる可能性は十分にあります。重要なのは身近な人のおせっかいなのです。

これを私たちは「孤立させない支援」と位置づけています。万引きを止めるには対象者への直接的支援だけでは足りず、環境調整も必要だということです。

これまでは、社会のなかで万引きをやめつづけるということがほとんど考えられてきませんでした。いまのところ日本では、万引き依存症になった人を刑事手続きの早い段階から治療につなげるという制度やシステムは皆無です。弁護士などの紹介から私たちのような民間の医療機関に自力でたどり着き、治療を受けている人はごくごく一部です。今後、こうした施設がもっと増えてほしいと思います。

ただその一方で、それだけではできることもかぎられると感じます。私たちのプログラムは一定のカリキュラムに沿って行われています。それが完成形ではなく、常にブラッシュアップしていくことになっています。ここに、さらに行政や福祉との連携があれば、より多角的なアプローチで高齢者の孤立を防ぎ、万引き依存症の治療に臨むことができます。万引きだけでなく、高齢者になったことで生じやすくなる問題行動はほかにもありますが、この方法が応用できるものはいくつもあるでしょう。

万引きが社会に与える損失は甚大で、その病理に苦しむ人や家族がいます。「万引き依存症には絶対にならない」と言える人はこの世にひとりもいません。自分の親が、子が、妻や夫が万引き依存症になる可能性は十分にあります。特に高齢者の万引きは今後、確実に増えていくでしょう。

刑務所だけ、精神病院だけではなく、行政も含めた社会全体でこの問題に取り組む必要があるのではないでしょうか。

●摂食障害者の万引き

摂食障害そのものは、かなり知られるようになったと感じます。著名な芸能人やスポーツ選手などが過去、この病に苦しんでいることをカミングアウトしたのも大きいでしょう。苦しんでいるのは、主に女性です。万引きは女性の犯罪、というイメージを持たれているのは、この摂食障害との関わりがひとつの原因だと感じます。

万引きは摂食障害のなかでも、特に過食嘔吐をする人たちに多く見られる現象で、ここを誤解してはいけません。過食嘔吐とは読んで字のごとく、過度に食べたあとにそれを吐き出す行為を指します。

最初は「食べたものを吐けば太らない」という発想から深く考えずにはじめたものが、そのうち「それをやらずには心の平静を保てない」状態になります。心に抱えた問題が激しい形で表面化したものです。身体にもとても大きな負荷がかかります。

ゆえに彼女らが万引きするのは、ほとんどが食料品です。胃にめいっぱい詰め込んでそのまま吐くためのものを、盗みます。一度の過食嘔吐で食べる量は相当のもので、そのぶんお金がかかります。購入すれば一度につき1万、2万かかるのは当たり前という人もいます。それを毎日のように行うとなると出費がかさみ、自身の経済力では追いつきません。

摂食障害者のなかには心身に抱えた問題が大きくて、就労できていない人もいます。20キロ台という命にかかわる低体重になると、社会生活もままなりません。

過食嘔吐したい、でも食料品を買うお金がない、だから万引きをする――これが、摂食障害と万引きを見たとき、もっとも表層に見えているアウトラインです。ドラムバッグいっぱいに詰め込んでも足りないぐらい、大量の食料品を盗みます。

169ページの〈図5-1〉にもある通り、当クリニックに通院するなかにも摂食障害の人がいます。

摂食障害というと、誰が見てもひと目でそうとわかるほどやせ細っている姿をイメージされる方もいるでしょう。けれど、日常生活に大きな支障をきたすほど低体重になっている人は当クリニックにはほとんどいません。第1章でもお話しましたが、そうした人たちは身体的な治療が何より優先されるべきで、まずはそれを専門とした病院に入院するのがベストです。

それ以外にも摂食障害にはいろんなタイプがいて、なかでもクリニックに通っているのは「ノーマルウェイト・ブリミア」といわれる、標準体型でありながら過食嘔吐をしている人たちです。やせすぎているわけではないので、一見してそれとはわかりません。たとえば会社の同僚にいたとしても、その内なる病理には気づかないでしょう。

先述した通り、当クリニックでは「週3回、最低1年」通院できることを受け入れの条件としています。特別な場合を除き送迎などはないので、自力での通院が可能な人が対象となります。深刻な摂食障害だとそれ自体が不可能に近く、入院治療でないと対応できません。通院での治療を希望するにしても、まずは専門の医療施設でそれに耐えうる体重に戻すことが先決です。

一方で、標準体重が維持できていれば通院はだいたい可能です。社会から隔離されたところではなく、社会のなかで盗まないスキルを身につけていきます。

食料品を盗るといいましたが、摂食障害が重症化してくると、おいしいものがいい、高級なものがいいなどといった食へのこだわりはあまり見られません。「吐くために食べているんだから、味なんて関係ない。エサみたいなもの」と言った人もいますが、これは多くの摂食障害者に共通する認識です。カビていても腐っていても食べて吐けば同じで、大事なのは味より量。スーパーなどでも盗むものを精査することはなく手当たり次第バッグに放り込みます。

ですが、一部には特定の食料品に強いこだわりを見せる人もいるようです。

30代女性・Nさんのケース

菓子パンに執着する摂食障害者は少なくありませんが、Nさんが万引きするのはメロンパンに限られていました。スーパーやコンビニに行っては、棚に並ぶメロンパンをごっそり盗ってくる。地元では要注意人物として知られており、捕捉されるたびに母親が身柄を引き受けに駆けつけ、平謝りしたあとで代金を支払っていました。

母親とともに帰宅したNさんは、自室に溜め込んでいるメロンパンを食べつづけます。そして大量の水を飲んで吐きます。盗んでくる量が多すぎて過食といってても食べきれないことがあり、余ったぶんはベッドの下に押し込んでいました。いわゆる「溜め込み」です。数日すれば腐敗していきますが、Nさんは一向におかまいなしです。

Nさんはトイレではなく、自室にこもったままバケツに吐いていました。毎朝、自室のドアの前に出されているバケツいっぱいの嘔吐物を片づけるのが、母親の日課でした。吐く回数が多い日は、バケツ３杯分もの嘔吐物をトイレに流しますが、量が多すぎてトイレが詰まってしまったこともあります。

万引きは犯罪行為とはいえ、このＮさんのつらさは胸に迫るものがあります。絶望を感じているのは彼女だけでなく、母親もです。自分の娘の行動を止める術もなく、相談する先もわからず、ただバケツの中身をトイレに捨てる以外に対処できない日が何年もつづきました。当時は無力感に苛まれていたそうです。

溜め込みは、摂食障害の人によく見られる現象で、42ページのＤさんもそうでした。「腐ってもカビていても関係ない」と言い、万引きしてきた食品が悪くなっても捨てようとせず、ひたすら溜め込んでいきます。ストックが減ると、補充するためまた万引きに出かけます。

Ｎさんにとっては「過食嘔吐したい」という欲求が、最大のトリガーになります。加えて、メロンパンもトリガーです。これが目に入ると、われを忘れてしまいます。いわゆる梅干を見ると唾液がでる条件反射と一緒です。

摂食障害からの万引きは、「食べ吐きしたい」と「盗りたい」という欲求との両方に衝き動かされます。そうなると自分自身をコントロールすることはもはや不可能。つまりは万引き依存症の人に共通して見られる衝動制御障害が、ここにもあてはまります。

摂食障害という病が背景にあっても万引き依存症と共通するところは多く、よって通院ができれば当クリニックの治療により「やめつづける」道を歩むことができます。

摂食障害者の万引きに罰を与える意味とは

摂食障害からくる衝動制御障害は、万引きにとどまらず多方面にわたることがあります。

40代女性・Oさんのケース

Oさんは、自宅近くのスーパーで万引きを繰り返してきました。隠そうとする素振りもなく、次々と弁当や惣菜をバッグに入れていたので近所の人にもしょっちゅう目撃されていました。

地元にあるスポーツクラブに通っていましたが、彼女はそこでも理解しがたい行動を繰り返し、スタッフやほかの会員から注目されていました。ジムの備品を無断で持ってかえろうとする、うっかりを装って他人のものを持ち去ろうとする、シャワールームで弁当を食べる……その弁当はおそらく万引きしてきたものだと思われます。

ある日、スーパーで万引きしたOさんがクラブの女子更衣室に逃げ込むという騒動がありました。夫も呼び出され、最終的には警察に逮捕されました。しかし不起訴になったため、近所の人たちはその後再び、スーパーで万引きをするOさんを目にするようになります。

Oさんは当クリニックにはつながりませんでした。見るからに危険なレベルの低体重なので、専門の病院で治療していればいいのですが、そうしないかぎり万引きも止まらないでしょう。

過食嘔吐欲求も自分で止められない、盗りたいという欲求も自分では止められない。そのうちいろんなことに歯止めが効かなくなる様は、摂食障害と万引きの知識がない人からすれば奇異としか思えないでしょう。反社会的行動も多く、周囲もどうしていいかわからず手をこまねきます。

その一方で、摂食障害の人にも、万引き依存症に共通する認知の歪みが見られます。「どうせ吐いて捨てるものなんだから、お金を払いたくない」――これは、過食嘔吐のために万引きをする人たちからものすごくよく聞く常套句です。

とことん都合がいい考えですが、万引きされる側はたまったものではありません。一度歪んでしまった認知は、入院治療で身体が回復したところで、自動的に改善されるわけではありません。これはこれで、修正していく必要があります。

また摂食障害も万引きも、どちらも身近な人へのメッセージであり、処罰感情という側面を兼ね備えている場合があります。

これまで国内外の多くの研究によって、摂食障害は家族の問題が表面化した結果であるケースが多いことがわかっています。摂食障害によって家族は混乱し、大いに振り回されるので犠牲者に見えますが、実は原因を作っている側なのです。

本人が意識しているきっかけは、思春期のころのちょっとしたダイエットや失恋など、他愛のないものです。スポーツで強くなるためにやせなければいけない、というケースも多く、アスリートと摂食障害については近年よく議論されています。

それがやせてもやせても止まらないどころか、「まだ自分は太っている」、「もっとやせないと」と拍車がかかるのは、主に親からの過干渉や虐待、深刻なところでは性虐待が原因となっているというのは、すでに定説です。

特殊な食習慣にのめり込んでいるという意味では、これも依存症の一種と考えられるでしょう。28ページであげた依存症に見られる7つの特徴にも当てはまります。

先に、依存症は生きるための手段でもあるというお話をしましたが、摂食障害の場合は、身体の健康や命を賭けて、親に反発やメッセージを送っていると解釈できます。

万引き以外にも衝動制御ができず、Cさんのように反社会的な行動に出る人もいますが、それはそれで対象となる家族への復讐となりうるでしょう。娘の嘔吐物を片づけるNさんの母親も、毎日復讐にさらされつづけているようなものです。これは娘から母への罰なのです。

具体的に虐待された記憶がないにもかかわらず、摂食障害を発症する人もいます。虐待された記憶の封印は、そうしなければつらくて生きていけないからですが、それができた人でも強迫的な食習慣への耽溺という、生きるための根幹となる行動に異変があらわれるのです。それほど虐待が心に残す傷は大きいということです。

そこに万引きが加わります。こちらは犯罪行為です。家族は疲労困憊しますが、それこそが彼女たちが摂食障害や万引きを通して実践したかったものです。摂食障害と万引きの問題に取り組むには、入院治療による身体管理が必要なケースが多いですが、そこには一度環境を変え、家族と物理的な距離をおき、その関係性を見直すという意味合いもあります。

本人も家族も、その問題と向き合うには長い時間がかかることもあるでしょう。しかし、それをしないかぎりはその後の人生を楽に生きられないのです。

摂食障害からの万引きに困惑しきっている店舗は全国にあります。衝動制御がきわだってむずかしいため、何度捕捉されても同じ店舗に盗みにきてしまいます。一度に万引きする点数や量も多いのですが、話を聞いても通じないことが多く、店舗の従業員はお手上げ状態です。

では、警察に通報すればいいのかというと、問題を順送りにしたに過ぎません。警察もまた、困っているのです。体力的に取り調べに耐えられないことも多く、十分に事実関係が把握されないまま親が身柄を引き受ける条件で保釈されます。それでもあまりにたび重なれば起訴されますが、裁判に臨むのもまたむずかしい……。刑事司法に関わる人たちの困惑の声も聞こえてきます。

認知症からの万引きでは近年、責任能力なしとして無罪になる判例も出てきたとお話ししましたが、摂食障害が合併している場合は時々心神耗弱と認められるケースもあります。一方で実刑判決の場合もあります。脳の器質的障害ではないために判決はその状況により分かれます。

実刑になったとしても、摂食行動に問題があると服役は困難を極めます。衝動制御障害を抱える人たちにとって、厳しい規律どおりの行動を強いられる刑務所での生活は、コントロールできないことだらけです。集団生活も耐えがたいでしょう。

個々の身体管理もむずかしいので、医療刑務所に収監される人が多いようです。こうした人たちに刑罰を与えるのは決して無意味だとは言いませんが、少なくとも身体機能の回復をしないかぎり、罰が罰としてほとんど機能していないように思います。

そして服役中は、万引きの問題に対してほとんど効果的なアプローチができません。万引きにかぎらず依存症と司法について考えるときはいつもですが、摂食障害の人たちに対しては特に「刑罰とは誰のため、なんのためにあるのだろう」と考えてしまうことがあります。たしかに加害者ではありますが、みずからのしたことと向き合えない状態にある人がどうやって罪を償うというのでしょう。

摂食障害と万引きというダブルの「生きづらさ」を抱えた人たちも、社会で生きていくべき存在です。それをよりよい形で実現するベストアンサーといえるものは、まだ見つかっていないのでしょう。私もあきらめずに模索していきたいと思います。

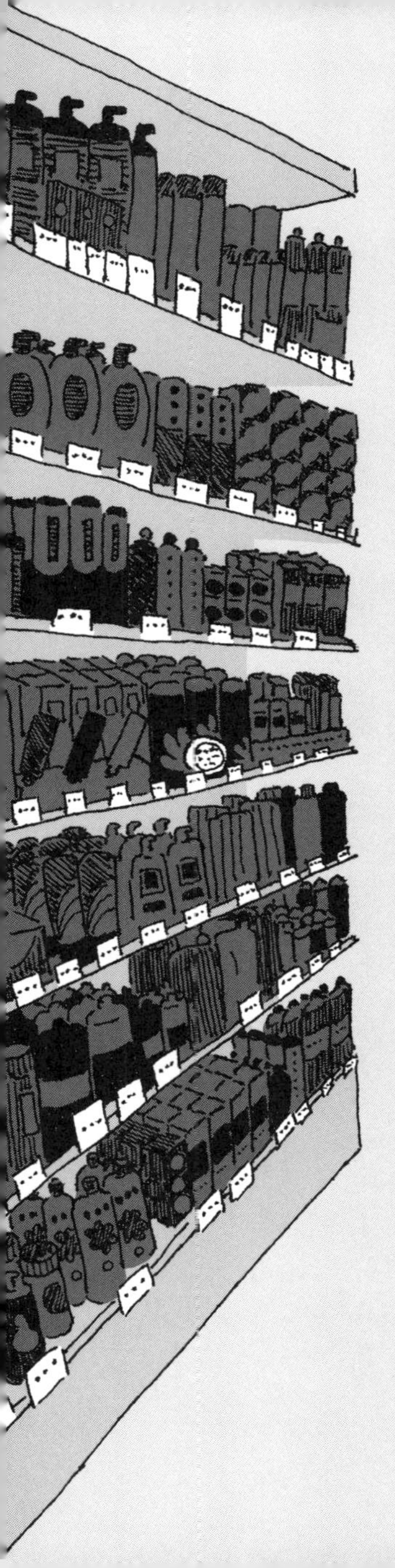

第6章 「万引きしない自分」に変わるために

三本の柱に基づき、「盗まない自分」を目指す

当クリニックにおける万引き依存症の治療は、医師と患者が一対一で向き合い、治療を施していくというものではありません。特別な薬も出ません。そもそも万引きを止める薬はありません。

同じ万引き依存症の問題をもつ仲間と一緒に、認知行動療法と呼ばれるアプローチで「盗まない自分」に変わっていきます。

その際、私たちオリジナルの「ワークブック」を使います。万引き依存症からの回復の道筋を示すテキストです。

ワークブックは12のセッションから成り立っています。1セッションを2週間で完了し、約半年間で1クールを終了します。現在、ワークブックは第3版を使用しています。私たちが参加者の反応を見て、それを次の版にフィードバックしてどんどんブラッシュアップをはかっています。

治療には、次に紹介する「三本柱」があります。参加者にもこれを説明しよく理解したうえではじめてもらいます。

1 通院治療（デイナイトケア）

「盗めない環境で盗まないのではなく、盗める環境で盗まない」ことを目指し、朝9時から夜7時までの「デイナイトケア」に通い、そのなかでさまざまな治療カリキュラムを受けてもらいます。これを週3回以上、少なくとも1年間は継続します。

日本では、万引き依存症は入院治療が中心で24時間体制で対応していきます。通院治療、特にデイナイトケアに特化して専門的なプログラムを行っているところは、いまのところ日本では当クリニックだけです。だからこそ入院治療と同じ密度で回復を目指すには、通院でもこのくらいの濃密な時間が必要です。

仲間と一日を過ごし、食事も一緒に摂ります。そのなかでは対人関係や行動パターンなど、その人が抱えているいろいろな問題があぶり出されます。ワークブックの内容だけでなく、何かあればそのことをテーマとしてミーティングを行い、仲間と意見を交わします。

ときに、クリニック内で「物がなくなった」、「誰かが盗んだんじゃないか」という騒動が起きます。これは入院治療でも同じようです。そのときに徹底的に犯人探しをし、突き止めて断罪するのではなく、わたしたちはこれをどう治療に活かすかを考えます。全員にとっての、学びの場とするのです。

重要なのは「私たちはこの問題から何を学ぶのか」です。自分の私物を盗られることで、はじめて「盗られた側の気持ち」がわかる人もいます。グループで起きたすべてのことが、気づきのチャンスになるのです。

週3回以上通院するとなると、おのずと生活のリズムも整います。規則正しい生活や定期的な運動は、すべての依存症の回復において重要で、そのリズムが乱れたときは危険なサインだとみなします。再発のリスクが高まっているということです。

また、家庭内の問題から万引き依存症となった人にとっては、家を長時間離れていることがプラスに働きます。その間、家事労働や介護などのケア労働から物理的にも心理的にも距離が取れ、解放されるからです。それまでその人が担っていた家庭内のタスクはほかの家族が分担して行うか、外注されることが多いようです。問題行動を引き起こしていた要因の、根本的な解決につながることもあります。

こうして万引きを行わない状況に変えていくことを「環境調整」といいます。入院もそうした側面がありますが、社会にいながらにして適切な環境を作っていくことが重要だと私たちは考えています。

2 再発防止(リラプス・プリベンション)

クリニックで目指すのは、まず第一に「再発（リラプス）」の防止です。第2章で見た通り、「再犯」とは一度検挙された者が再び罪を犯して検挙されることをいいます。けれど万引き依存症者は検挙までのあいだに、警察に通報されない、もっというと店舗にも気づかれない万引きを何度も繰り返している可能性が高いです。それでも警察沙汰にならなければよしとするのでは、それまでと何も変わりません。

アルコールでもギャンブルでも、再発防止は私たちが使う専門用語で「relapse prevention＝リラプス・プリベンション（防止）」といいます。

再発防止を念頭に治療を継続し回復に積極的に取り組むということは、自分がこれまでしてきたことへの責任を果たすことにもなります。これを「回復責任」といいます。

誰も万引き依存症として生まれてくるわけではありません。また、将来万引き依存症になりたいと思って生きているわけではありません。万引き依存症といっても、病気になってしまったこと自体は仕方のないことです。そのことで本人を責めても解決に向かいません。ほかの病気と同じく、さまざまな外的もしくは内的要因が複雑に絡み合い現在の状態に至っているため、そこに本人の責任はありません。

しかし、彼らが長きにわたって加害行為を繰り返してきたこともまた事実です。であれば、そこから回復していく責任は、本人にあります。

再発防止は、その中心にある考えです。

3　自助グループ（ＫＡ：kleptomaniacs anonymous）

自助グループの原型は、１９３０年代のアメリカにあります。アルコール依存症の問題を抱えたふたりの男性、ビルとボブが出会い、お互いに体験談を分かち合っているあいだは酒を飲むことを考えない、という発見から生まれたものです。

そこから、グループで話をして体験を分かち合い、12のステップと12の伝統とともに回復を目指すスタイルに発展しました。このような手法は、さまざまな依存症の回復に取り入れられていますが、それを万引き依存症にも応用しているのです。

自助グループで出会う仲間は万引き依存症からの回復を目指すなかで、かけがえのない存在になります。これまで家族といても「理解されていない」という孤独感や劣等感を抱えていた人たちにとって、同じ苦しみを持つ人たちの出会いは大きいものです。

自助グループの場では、正直でいることが求められます。人が発言したことに対し、たとえ自分の意見と違っても否定したり非難したりせず話を聞く。「言いっぱなし、聞きっぱなし」というルールもあります。利害関係なく、安心して自分の内面を語れる場を得ることは、再発防止につながります。逆にいうと、仲間の前で正直に語れなかったときや嘘をついてしまったときは、何らかの危険なサインかもしれません。

依存症に「完治」はありません。アルコールも薬物もギャンブルも、そして万引きも一度依存症になれば「私たちはこれからも常に依存症である」という意識を持たなければなりません。

彼らはともすると、自分がこれまでしてきた犯罪行為をいとも簡単に忘れます。特にクリニックに通っているあいだは万引き行為がストップするので、依存症であるという自覚を失いがちになるのです。これは受刑中も同様です。

ですが、いま盗んでいないことは、これまで繰り返し盗んできたことを帳消しにするものではありません。加えて、これを常に認識していないと家族から突然、過去のことを責められたとき「いまはやってないのに、なぜ過去のことを責めるのか?」と反発し、対立構造になりがちです。

自分はいま現在も依存症であることを常に念頭に置きながら、「盗まない一日」を積み上げていく。回復に向けた取り組みとは、このように一生つづく長い長い道のりなのです。

全国的に見て、依存症治療ができる施設自体は増えてきました。しかし万引き依存症の問題で悩んでいる本人やその家族が、どんな病院にかかっていいかわからず、一般の精神科を訪れることがあります。

そのときに、万引きのことは隠し、うつ病を訴えて受診することも多々あるようです。同時に、逮捕された反動で抑うつ状態になるケースもあるので、まったくのでたらめではないにしても、そうすると当然、本来の「繰り返す万引き行為がやめられない」という治療からは遠のきます。

さらに、精神科ではまだ「人は万引きに依存することがある」とはあまり知られておらず、「それは病気ではない、犯罪だ」と言われることも多いようです。

たしかに、犯罪行為であることは間違いありません。また、過度な病理化は本人の行為責任を隠蔽する機能があるというお話もしました。ですが、そう言われてしまえば、藁にもすがる思いで受診した人は気持ちが打ち砕かれるでしょう。本人はやめたくてもやめ方がわからないのです。

精神疾患ではありますが、依存症には依存症に合った回復のためのアプローチがあります。専門クリニックで治療に当たる、通院治療で回復をしていくということがもっと知られてほしいと思います。

危険な段階ごとに、自分で再発を選択した

ワークブックにある12段階のセッションを通じて学ぶのは、「盗まないためのスキル」です。それは同時に、自分の万引きのパターンについて徹底的に振り返ることでもあります。

なぜ万引きをはじめたのか、という原因はここでは問いません。依存症になるに至った

背景やそれを継続してきた環境について検証はしますが、「そもそもなんで万引きなんかはじめちゃったの？」、「なぜ再発したの？」と問いかけたところで、後づけのような理由しか返ってきません。本人が自分でそれを信じ込んでしまうこともあり、それは回復の妨げになります。

ここでは、どのようにして盗んでいたのかに目を向けます。彼らは、

「わけのわからないうちに盗っていた」

「何も覚えていない」

と言います。たいへん無責任ですが、衝動制御に問題があるがゆえの発言です。しかし、彼らが振り返るべきは盗った瞬間ではなく、「どんなときに万引きしていたのか」、「そのときの気持ち」、「実行するまでの過程」です。「なぜ繰り返す必要があったのか」も重要な視点です。それが、再発防止につながります。

再発とは、その瞬間、瞬間に起きるものではありません。お店に入ったときに「盗める」、「盗もう」と思うのではなく、そのときには万端に、といったらおかしいですが、万引きするための準備がすでに整っているのです。それは、日常生活や身近な人間関係に端を発し、万引きに向かって連鎖していくのです。

40代女性・Pさんのケース

クリニックに通院をはじめたのを機に、Pさんはこれまで万引きを繰り返していた店舗をはじめ、スーパーにはいっさい近づかないようにしました。日々の買い物は食材宅配サービスや通販を利用しています。

半年経ち、万引きを繰り返していた時期から比べるとずいぶん生活も落ち着いたころ、家計が気になりはじめました。通販などはどうしても割高になりますし、裁判費用や通院の医療費でお金がかかっているのも心苦しかったのです。

パートで働きたいと夫に相談したところ、夫はろくに話も聞かず「お前にはまだ無理だ」と言いました。夫が一度決めたら、何を言っても無駄だとPさんは知っています。

翌日、Pさんはある調味料が切れていることに気づきました。それがないと夕食の支度ができません。宅配では間に合わない。近所のスーパーに行くしかない。半年も万引きしていないし、ちょっとぐらいなら大丈夫だよね……。

Pさんはスーパーで万引きを再発しました。その瞬間は夫に仕返しできたような気分になり一瞬スッと心が晴れましたが、すぐに猛烈な後悔と罪悪感に襲われました。

Pさんはスーパーに行ったから万引きをしたのではありません。そこに至るまでにはいくつかの段階があります。Pさんはそれぞれの段階で、「盗む準備」を整えてきました。本人は、はっきりとは意識していません。でもそのときどきの選択が、万引きへと彼女を後押ししているのです。

クリニックに通うなかでPさんは、自身のトリガーが夫との関係にあると知りました。より正確に言うなら、高圧的な夫に言いくるめられたときの悔しさや無力感、反論できない自分への苛立ち、劣等感……そのときに感じた強いストレスへのコーピングとして、彼女は万引きを繰り返していたのです。

夫の態度にも問題はありますが、かつてと同じ状況になったときにどうすればいいのかをPさんはクリニックで学習してきました。ですが、彼女はパートを却下されたとき、な

図6-1　トリガーから再発への連鎖

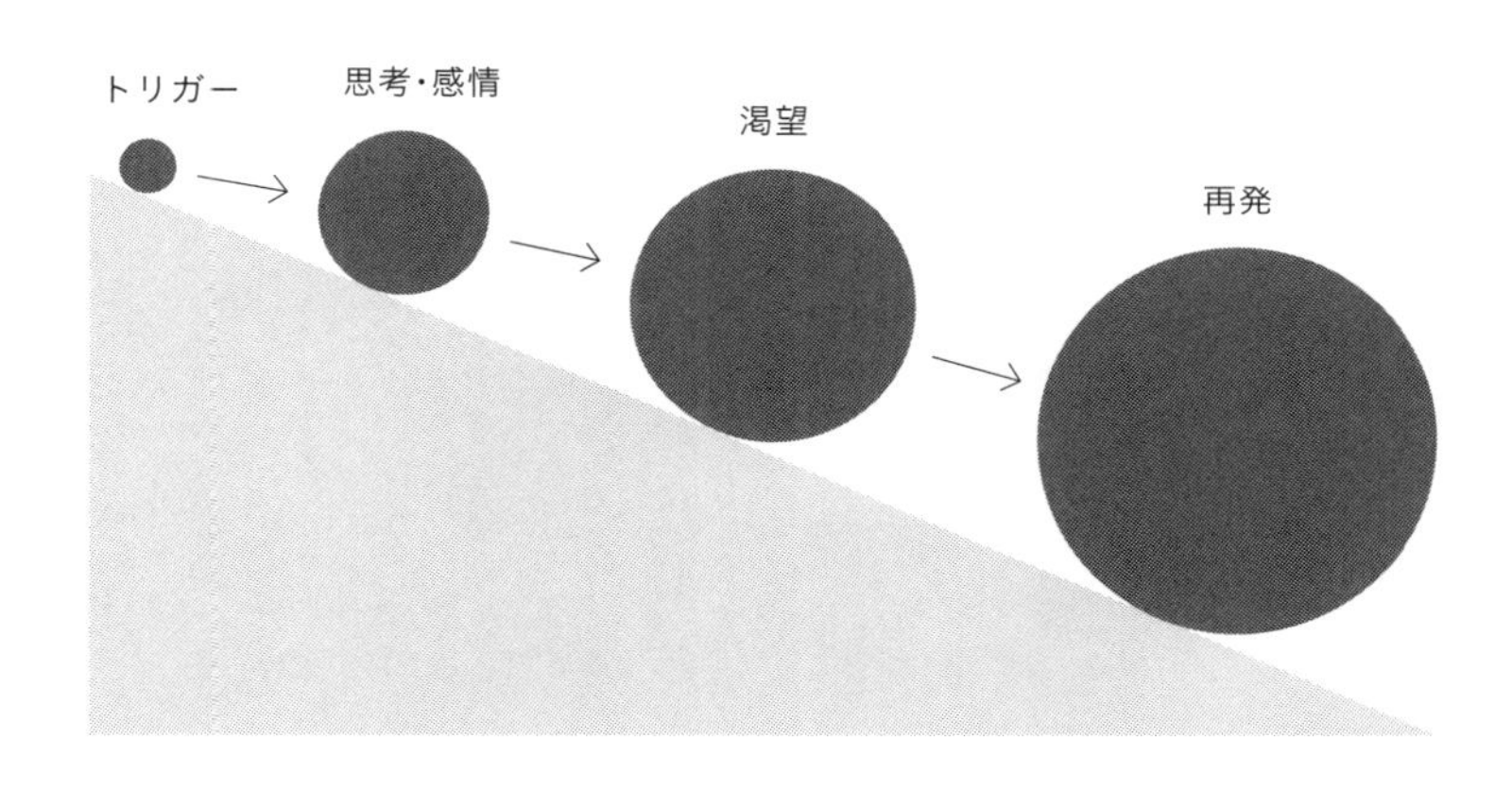

んとも言えない不全感に対してその方法で対処することを選びませんでした。

次に、調味料です。切らしていたのはたまたまでしょうが、彼女には「その調味料を使わないメニューに変更する」選択肢も、「自分でスーパーに行かず夫ないしはほかの家族に買ってきてもらう」選択肢もありました。

そうしなかったのは、彼女が心のどこかで万引きをしたかったからです。気づかないうちに、実行すると自分で決めたからです。だから、問題行動への連鎖を止めませんでした。

その連鎖とは、上の図のようなものです〈図6-1〉。

いったんトリガーが引かれ、そのまま何もしなかったらどうなるでしょう。次の段階に進むと「盗りたい」が「盗ってもいいだろう」になり、しまいには「絶対に盗る」へと変わっていきます。最初は小さかった雪のかたまりが、坂道を転げ落ちるとどんどん大きくなり、加速していくイメージです。こうなるともう止まりません。

できればトリガーの段階で、遅くとも思考・感情の段階で対処する必要があります。渇望までいくとスイッチが入りあとは行動を起こすだけになっているので、そこから自分を止めるのはかなりむずかしいです。

ですから、そういう場面も想定して、あらかじめクライシスプランといわれる危機介入計画を立てておきます。具体的には、234ページから解説するリスクマネジメントプランを活用します。

トリガーが引かれたとき、跳ね上がった再発のリスクに対して何をするか、誰に相談するかなどの対処法をあらかじめ考えておき、何かあったときにそれを実践するのです。適切なタイミングで、その問題にふさわしいコーピングを実施します。

しかしその前にまず、自分にとって何がトリガーなのか、そのときにどんな思考・感情に支配されているのか、ハイリスク状況や渇望とはどんなものなのかをよく把握する作業が必須なのです。

雪だるま式にふくらんでいく万引きの欲求

ここからは、トリガーが引かれてから万引きにいたるまでのプロセスを順番に説明します。先におきるプロセスが次のプロセスを引き起こすという、再発の連鎖があります。

●トリガー

慢性トリガーともいい、内的（思考・感情・記憶など内的要因）なものと外的（人・場所・物・状況など外的要因）なものがあります。まさに行動への引き金が引かれるわけですが、これはいくつかのカテゴリーに分けられます。

・人――自分に無理を強いている夫や、介護が必要な義母、批判的な会社の上司など

・場所――いつも買い物にいくスーパーやドラッグストア、家庭、職場など
・時間――買い物に行く時間や、仕事から帰る時間、タイムセールの時間など
・状況――睡眠不足である、生活のリズムが乱れている、急に暇な時間ができるなど
・感情――イライラ、孤独感、怒り、自己否定感、劣等感など

ワークブックを使ったセッションでは、過去の自分がどんなときに万引きしていたのかをつぶさに思い出し、書き出します。最初は漠然としていても、振り返るうちに「夫がギャンブルをした翌日は必ず万引きをしていた」、「義母の介護で寝不足の日は、仕事帰りにコンビニでお菓子を盗っていた」のように、徐々に自身の問題行動のパターンが見えてきます。

トリガーが引かれる瞬間とは、坂道の上にある小さな雪玉がいまにも転げ落ちようとしている瞬間です。「このままいくと万引きをしてしまうぞ!」という警告のサインが出ているといってもいいでしょう。

意識をしていればある程度避けうるトリガーもあれば、自分の努力では避けきれないトリガーもあります。たとえば近所のスーパーがトリガーであれば、プログラムに通う多く

の人は、Pさんのように通販を利用してなるべく近づかないようにしています。買い物にいくときは必ず家族同伴で、というルールを作っているケースもあります。

その一方で、家族の態度や感情などはこちらでコントロールできるものではありません。こういうことは言わないでほしいと話し合うことはできますが、思いどおりにはならないと考えておいたほうがいいです。家族が家族支援グループにつながるのは、そうしたことを知るうえでとても有効です。双方の微妙な温度差が、徐々に埋まっていきます。

トリガーは日常のいたるところにあります。避けきれないなら、それが引かれたときにどう対処すればいいのかを考えておかなければ、あっという間に再発するでしょう。いかに効果的にリスクを回避するかが、治療初期の段階での大きな課題です。

●思考・感情

トリガーが引かれると、それまで繰り返してきた問題行動に対して思考・感情が動きます。どんなふうに動くかというと、問題行動に対して期待するのです。そして自分のなかで生まれたその期待に応えるために、問題行動を起こすことになります。具体例をあげましょう。

・（思考・感情）こんなにむしゃくしゃするんだし、最近ずっと万引きしていなかったから、少しぐらいなら盗ってもいいだろう。
↓（期待）万引きしてストレス発散したい、スッとする感覚をもう一度味わいたい！

・（思考・感情）ずっと我慢してきたけど、いいことが何もないから、ちょっとだけスーパーに行って気分転換してみよう。
↓（期待）もし万引きして捕まっても、夫が怒られるのを見たら溜飲が下がるかも。

再発は、結果的にその人が望んでいるから起きます。クリニックに通院していても、「万引きしたい」という欲求は消えていません。「もう二度と万引きしないでくれ」と周囲からどんなに懇願されても再び盗むのは、実は本人が心の底では強く望んでいるからです。なぜならそれはメリットがあるから、ということはこれまでにもお話してきました。私たちはそれを「思考・感情を行動に移したことで得た、望ましい結果」と呼びます。そして、それは望ましくない結果と表裏一体であることを学びます。

望ましくない結果とは、問題行動を起こしたことで自分が感じる罪悪感や後悔、家族からの失望、叱責、それから逮捕などです。摂食障害がある人なら、盗ってきた食料品による食べ吐きもここにカウントされます。

●渇望

問題行動に直結する条件のことをいいます。急性トリガーということもあります。これは、単体ではなくトリガーの集合体です。たとえば、この3つの条件がそろうとハイリスク状況になるという条件をいいます。以下、具体例を挙げましょう。

・①残業続きで寝不足が続く、②思考停止状態、③キーパーソンとのコミュニケーション不足
・①上司に叱責され自己否定感が高まる、②出費が重なる、③過労状態で情報処理能力が低下する
・①悩みを抱え込みSOSを出すタイミングを逃す、②目的なくひとりで外出する、③親への怒り

・①暇な時間をもてあます、②大きなバッグを持っている、③周囲とうまくいかず孤立している

・①多忙で生活に追われている、②自分だけが不幸だと思う、③夫から過去に言われて傷ついた言葉を思い出す

・①自暴自棄な感覚、②給料日前で焦っている、③仕事のストレスがピークに達している

・①買い物中に過去の嫌な体験を思い出す、②空腹で過食したくなる、③夫からの唐突な要求

・①治療に行かない理由を考える、②夫と口論になる、③甘いものが無性に食べたくなる

・①過食嘔吐が止まらない、②自宅に食品を溜め込む、③スーパーを物色しはじめる

・①親との金銭トラブル、②万引きしないといけないという強迫的思考、③睡眠不足

ここまでくると、実際に万引きするほんの一歩手前にいます。理想を言えばここに至るより前に対処しておきたいところです。

ですが、渇望がわいてきたらもう止めようがないということはありません。この段階でもできることはまだあります。

リスクマネジメントをしていくにあたり、キーパーソンを決めておきます。一緒にこの再発防止に取り組み、全面的にサポートしてくれる存在です。多くは家族がその役割を担います。その人に電話をして自分がいま危険な状況にあることを打ち明けるのが、もっともメジャーな対処法です。

または、輪ゴムを手の甲にはじく、フリスクなどスーッとする清涼菓子を食べる、万引きしたい欲求をそらせるために好きな歌手の歌をイヤホンで聴く、自分にとって不快な匂いのするアロマ系オイルを脱脂綿に染み込ませたものを持ち歩き危ないときに嗅ぐ……といった対処をする人もいます。他愛もないことのように見えますが、五感を刺激するのは渇望から気をそらすのに有効です。もちろん視覚を通したコーピングも一般的です。

ほかには、店舗の従業員と目を合わせたり、あえて自分から声をかけるという方法もあります。自分の存在が知られているなかでの万引きは実行に移しにくいものです。

対処に慣れてくると、「渇望サーフィン」というテクニックを使う人もいます。みなさんは「シロクマ実験」というのをご存じでしょうか。有名な心理学の実験で、「シロクマのことは考えないように」と指示された人は「シロクマのことを考えるように」と指示された人よりも、シロクマのことを多く考えてしまったというものです。その理屈に目をつけて編み出されたのが、渇望サーフィンです。

万引きをしたくなったとき、まずはその欲求を追い払おうとせず、「あぁ、万引きをしたい自分がいるな」と自分の欲求を積極的に認めて渇望の強さを自覚するのです。そしてその渇望を自分で観察しながら、２、３回深呼吸します。そしてもう一度、自分の渇望の強さを観察してみると、その強度が少しは低くなっていることに気づくはずです。ポイントは、観察するだけで行動化したり、追い払ったり、気分を変えようと取り計らったりしないことです。自分の欲求を受け入れて、その強さの変化をただ観察するのです。

そういう練習を何回もしていると、「あんなに強かった盗みたい欲求も、いつかは収まってしまうんだ」ということが体感的にわかってきます。無理に窃盗衝動を追い払うのではなく、強まったり弱まったりする渇望の強度を波に見立てます。

高い波を前にしたらそれに抵抗するのではなく、黙って飲み込まれるのでもなく、サーフィンのようにして波を乗りこなす。自分のなかでそんなイメージを思い描きながら、波が収まるまでやり過ごします。

これはかなり上級者のテクニックです。

一見重要でない決定を見逃さない

万引き依存症になった過程が人それぞれなら、トリガーや思考・感情、渇望も、それらへの対処法も人それぞれです。

警告のサインがどんなに小さくても逃さず、その都度、適切に対処する。再発防止とはこのシンプルな作業の繰り返しです。地道ではありますが、これを繰り返していけば確実に「盗まない自分」へと変容していけます。

が、何ごとにも不測の事態というのはあります。万引きをしない毎日を送っていてもどこかで必ずそれが起き、そのときにこそ再発のリスクは上がります。そんな局面でどうするかということまで考えておかなければなりません。

不測の事態のひとつに、「予期せぬ状況」があります。たとえばPさんのように調味料が切れていたとか、財布を落としたとか、偶発的な出来事が万引きへの言い訳をもたらします。「お夕飯を作れないからスーパーに行くしかない」、「買うお金がないんだから盗るしかない」――けれど、どんなに思いがけない状況だとしても、スーパーに行くことも盗ることも自分で決めています。

ふたつめは、「一見重要ではない決定」です。これがいかにリスクを引き上げるか、具体例をあげましょう。

30代男性・Qさんのケース

Qさんにとってのトリガーはコンビニでした。コンビニに一歩足を踏み入れると、いろんな商品、特にペットボトルの飲料を手に取ってはバッグに詰めていました。ですから、コンビニには近づかないようにしていました。

ですが、車で移動していたある日、Qさんは渋滞に巻き込まれました。長時間にわたって徐行運転をすると、当然トイレに行きたくなります。しかし郊外でトイレを借りられそうなところは当分ありません。そんなときにやっと見つけたのがコンビニでした。

「トイレを借りるだけ」

「絶対に盗まない」
と自分に言い聞かせ、Qさんは車を降りてコンビニに行き、トイレで用を足しました。コンビニをあとにし、再び車に乗り込もうとしたQさんは、従業員に呼び止められます。ジーンズの後ろ、左右のポケットに1本ずつ清涼飲料水が入っていて、そのお金を払っていなかったのです。

Qさんにとっての「コンビニでトイレを借りる」は、それ自体は緊急事態ではあるけれどさほど重要ではない決定でした。けれどコンビニに入った時点で実はペットボトルが目に入っており、トリガーが引かれていました。それなのに何も対処しなかったので、条件反射のスイッチが入り、衝動が抑えられなくなり、わけもわからないまま盗ってしまったのです。

「絶対に盗まない」と意志の力でなんとかしようとするのではなく、先に従業員に声をかけておくとかキーパーソンに電話をしておくとか、コンビニではなく別のトイレを探すとか具体的な対処が必要でした。こんなときのために、車内用携帯トイレを常備するなどの工夫もあったほうがいいでしょう。

20ページのAさんにとっての「一見重要ではない決定」は、大きなバッグです。日常的に万引きしていたとき、彼女はいつも空っぽの大きなバッグを持参し、それがパンパンにふくれ上がるまで詰め込んでいました。不思議なことに、大きなバッグがなければ盗まないのです。同じことを言う万引き依存症者は少なくありません。外出時は小さいバッグか中身が見える透明なバッグしか持ち歩かない、というのが彼女のコーピングになっていました。

娘の披露宴が行われる日、花嫁の母である彼女は持参するものが多かったため大きなバッグを用意しました。盗むためではありません、必要だからです。けれど、彼女は会場に向かう途中立ち寄ったスーパーでそのバッグを使って万引きしたのです。

最後は「生活リズムの乱れ」です。セッションでは1週間のスケジュールを前もって決めます。頭のなかで決めるだけではなく、ワークブックのスケジュール表に書き出してもらいます。その人の頭にしかないものは、あとで簡単に書き換えが可能だからです。

自分で決めたスケジュールが乱れるようになると、それは警告のサインです。

何時に寝ると決めていたのに、なんとなくテレビを観ながら夜更かししてしまった。寝不足で仕事の進みが遅く、結局は残業になってしまった……。寝不足や疲れ、ストレスは万引きの直接的な原因ではなくとも、再発を確実にあと押しする慢性トリガーです。盗ったあとで「寝不足でイライラしていた」、「疲れていた」という言い訳は非常によく聞かれるものです。なんの言い訳にもなっていないにもかかわらず、です。

泥棒は嘘つきのはじまり。万引きした理由を問い詰められると、そこで嘘の理由を作り上げることは第4章でお話しました。それが再発してはいけないという考えになったとき、今度は「なんでまたやったんだ!?」と聞かれたときの言い訳を盗る前から用意するようになります。いえ、誰かに聞かれたときのためというより、自分のなかでそれが必要なのでしょう。「〇〇だったから、再発したのは仕方ない」という言い訳です。

再発は、依存症からの回復につきものです。「絶対にしない」ということはありえません。「一度もしない」と誓ったところでそれは破られ、自分を追い詰めるだけです。大事なのは、再発したときにどうするか、です。

まずは正直に家族やクリニックのスタッフに話すことです。

クリニックの近隣にあるコンビニや商業施設には、あらかじめ治療の内容を話したうえで理解してもらっています。そこで再発したとき、店舗からクリニックに連絡を入れてもらうようお願いしています。スタッフと一緒に被害店舗に謝罪をしにいくこともあります。

ですが、まったく違う場所で再発すると、だいたいは警察に通報されます。本人が治療中であることを明かせば、警察からクリニックに問い合わせの電話が入り、治療内容などを確認されます。本人プラス家族、警察、私たちで話をし、店舗が被害届を出さないのであれば、本人が被害物品を買い取ります。その後、治療を再開します。

仲間を裏切りたくないという気持ちの芽生え

理想は、再発してから話すのではなく、危なくなったときや再発の前兆に気づいたときに話すことです。再発は突発的に起きるわけではないので、それが可能です。

そこでクリニックでは、「セルフ・モニタリング」といって、自分の状態を日々チェックします。具体的にはカレンダーに赤・青・黄のシールを貼っていきます。一日を何事もなく過ごせたら青、万引きへの欲求がわくなどリスクが高まった日には黄、再発したときは赤のシールを貼ります。

一面に青いシールが貼られているカレンダーを見せられると、私たちはその人がまだ正直になりきれていないと感じます。でも「嘘ですよね」とは言いません。黄色のシールが貼ってあると、「黄色のシールが貼ってありますね」と言います。それ以上のことは言いません。

私たちは基本的に本人からの自己申告を待ち、危ない状態にあるからといってあれやこれやと手や口を出さないことにしています。これはひとつに、「正直な自分」でいるための習慣を身につける作業だからです。

ペナルティなどは一切課しません。治療する場である当クリニックは、警察や裁判所のように本人を監視したり罰を与える機関ではないからです。あくまでも、信頼関係に基づいた治療が基本的なスタンスです。

もうひとつ、リスクが高まっても再発しても責められないと知ってもらうためでもあります。責めるのではなく、次に再発しない方法を考える。これは家族の人にも共有してもらいます。「なんでやったんだ!?」と責め立てても、問題は解決しません。それではまた、かつての毎日万引きしていた日々に逆戻りです。そうではなく話してくれたことに対して「正直に言ってくれてありがとう」と受け止めます。

自助グループで話すときも、仲間の再発について批判や非難はしないというルールがあります。だから安心してシェアでき、「どうすれば次の再発を避けられるか」ということに目を向けられます。

そうすると、次第に本人のなかで罪悪感が生まれます。毎日盗んでいた、または治療初期段階で再発したときに感じていたのとはまた別の、仲間や家族を裏切った不甲斐ない自分への罪悪感です。それまでその種の感情を持ち合わせておらず、だからこそ盗みつづけてきた人にとっては大きな変化です。

こうして危ないときにひとりで抱え込まず、みんなで分かち合うことを「シェアリング」といいます。ほかに、規則正しい生活や治療計画を立てる「スケジューリング」、ストレスを感じたときリスクが高まったときの対処法である「コーピング」を合わせて「4つのing（イング）」といい、これを生活のベースに置いてもらいます。

当クリニックの万引き依存症の治療定着率はほかの依存症治療と比べてもかなり高いほ

うではありますが、それでもドロップアウトする人はいます。

よくあるタイミングのひとつが、実刑判決が出たときです。裁判をひとつの区切りとして通院していたものの、刑務所に入るとなると物理的に通院は不可能になります。

そうして実刑判決が出ながらも、収監される前日までクリニックに通ってきた人がいました。彼は最後にクリニックの仲間に「行ってきます」、「でもまた戻ってきます」という言葉を残し、みんなでそれを見送りました。

現在は、刑務所から私たちスタッフに手紙をくれます。出所後、また通院を再開する予定です。家族はクリニックの家族支援グループ熱心に通いつづけて、彼が帰ってきたときに受け入れる準備を整えています。

ここでは好例をあげましたが、出所したあとはもう治療へのモチベーションが失われていて、クリニックとの関係が途切れる人も今後必ず出てくるでしょう。犯罪の裏に依存症の問題があっても、日本では制度として治療につなげるシステムがないので、残念ですが仕方のないことです。

もうひとつは、就労です。万引きによる逮捕と裁判を繰り返したことで職を失った人は少なくありませんが、通院するなかで将来への不安や焦りが生じます。さらに裁判や通院にかかる費用がかさんでしまった。そのことで家族に迷惑をかけているという後ろめたさもあります。そこで、すぐにでもフルタイムの仕事に復帰したがる人がいますが、これはおすすめできません。

盗んでいたときの自分とほとんど何も変わらないまま就労するのは、極めてハイリスクです。通勤途中にはトリガーとなる店舗がたくさんあるでしょう。ストレスも大きいと思われます。でも、それに対するコーピングはまだしっかり身についていません。

209ページのPさんは、リラプスする前にパートで働きたいと夫に訴えていました。それも警告のサインだったと見て取れます。

私たちは、1年間は治療に専念するよう提案します。1年以上つづけた人たちの再発率はかなり低いことがすでにわかっているからです。それからまずはパートなど、日数や時間を制限して仕事を再開し、徐々に時間を長くしていくのがベストです。

そのタイミングや就労のスタイルもすべて家族と話し合って決めます。本人は「働かないと家族に悪い」と思い込んでいますが、家族はそれ以上に「再発してほしくない」と思っているものです。

治療における三本柱のひとつである通院は、継続することが重要です。何よりここで再発防止のためのスキルを学んでいる真っ最中なのです。通院をやめれば次第に自助グループからも足が遠のきます。三本柱は互いに補完しあっているので、ひとつ欠けることでリスクは高まります。

認知の歪みを抱えているのがつらくなる

ワークブックでは、再発のためのメソッドを覚えるだけでなく、さまざまなイメージを喚起しながら、日常のなかに再発防止スキルをなじませることも目的としています。

たとえば「錨（いかり）」という考えがあります。船を一定の場所から動かないようにするため、綱や鎖をつけて海底に沈めるおもりのことです。この場合、船は治療に臨んでいる本人です。

船が沖に流されていくとき、とてもゆっくりなスピードでしか進まないと、船自体に「流されている」という体感はありません。同じく再発に向けてゆっくりと進んでいると、本人も自分のリスクを感知できないのです。気づいたころには遠くまで漂流し、また万引きを繰り返すようになります。

そこで自分のなかにしっかりとした錨を持ち、「自分は流されない」と意識します。先ほどお話した「4つのｉｎｇ」や、これからお話するリスクマネジメントプランなど、再発しないために積み重ねている努力こそが錨として機能します。家族の存在をそれに当てはめる人もいます。自分にとっての錨とは何かをリストアップして、ワークブックに書き込みます。

こうして再発防止のためのスキルを重ねていくなかでも、ハイライトといえるのが「認知の歪み」を正すことです。

自分のなかでは当たり前の価値観として根付いてしまった、この認知の歪み。万引きを繰り返す毎日のなかで次第に強化されてきました。長年にわたって慣れ親しんできた考え方なので、依存症からの回復を目指す人たちにとっては手強い相手でもあります。たとえ間違っていても、自分がずっと信じてきたことを否定され、変えなければいけないと言われるのはつらいことです。

私たちから彼らに「それは間違っていますよ」と言ったとします。それに対して言葉で「そうですね、直します」と言うのはとても簡単ですが、実際の歪みはびくともしません。そのくらい強固で根強いもので、人に言われるのではなく自分で歪んでいることに気づかないとはじまらないのです。

けれど、やめつづける毎日のなかで次第に気づくことがあります。認知の歪みは、万引きをつづけるために自分自身でものの見方や考えを歪めてきたものです。それがある程度の期間万引きをやめつづけると、治療や仲間とのやり取りを通して自分で「おかしい」と気づけるようになるのです。正直でいることをモットーとした生活をつづけるなかでは、歪みを抱えていられなくなるからです。

治療プログラムのなかで、先に治療をはじめている人から「その考えは、自分も昔持っていたけど、いまはちょっとおかしいのではないかと気づいて修正できた」と指摘されることもあります。非難しているのではなく、自分も認知が歪んでいたからこそ気づき、それを先行く仲間として助言しているのです。指摘された側はそれを受け取り、真摯に考えます。

セッションでは「ＭＣＣ法ワークシート」を使用することもあります〈図６-２〉。

代表的な認知の歪みをもとに、本当にそれは正しい考え方なのか、その考えが自分に何をもたらすのかといったことをひとつひとつ丁寧に検証していきます。一度これを書き上げたからといってすぐに歪みが修正されるということはありません。何度も何度も折りに触れ繰り返すことで定着していきます。

反復して練習するというのは、再発防止を考えるうえでとても大事です。

万引きを繰り返してきた回数、時間と同じくらい、いえ、それ以上の時間や労力をかけたとしても100％回復するという保証はありません。それでも、繰り返し地道に反復練習することでしかスキルアップやその先にある回復は望めません。

約半年でひと通りクリアするワークブックですが、一度やれば終わりというものではなく、また最初から反復します。2度目、3度目と回を重ねるたびに新しい発見があるでしょう。決して慢心せず、そうやって一歩一歩前進していきます。

ですがその前に、1度目を終えた段階で「リスクマネジメントプラン」を作ります。再発のリスクが高まったとき、つまりトリガー、思考・感情、渇望それぞれの段階でどう対処すればいいのかを書き出し、実践し、自分自身にフィードバックしていく作業です。

また、作成したリスクマネジメントプランは、定期的に仲間の前で発表します。そうす

図6-2 MCC法ワークシート

平成　　年　　月　　日:クレプトバージョン

認知の歪みにチャレンジする!!
(MCC法ワークシート)

M:自分の考えをモニターし問題行動につながりやすい「認知の歪み」に焦点をあてる

C:その「認知の歪み」にチャレンジしよう!!

①このことが正しい考えだという事実や根拠は? ⇒
②この考えに反する事実や根拠は? ⇒
③この考えを信じることのメリットは? ⇒
④この考えを信じることのデメリットは? ⇒
⑤このように考えていることは、再犯のリスクを高めたりしないだろうか? ⇒
⑥こう考えることで誰かを傷つけたりしないだろうか? ⇒
⑦こう考えることは、いい気分をもたらすだろうか、悪い気分をもたらすだろうか? ⇒
⑧こう考えることが、後になって問題行動を引き起こしたりしないだろうか? ⇒
⑨もし他に認知の歪みを持っているとしたら、どんな認知の歪みだろうか? ⇒
⑩その状況で、他の人はどう考え、どう行動するだろうか? ⇒
⑪もし仲間がそのような考えを持っていたらなんと声をかけるだろうか? ⇒

C:「認知の歪み」を検証した結果、今後はそれをどのように修正していくか

ることで新たな発見があり、より洗練された内容にブラッシュアップされていくのです。

記入例となるサンプルを、次ページに示します〈図6―3〉。

万引きをやめられない自分にもOKを出す

リスクマネジメントプランは、ワークブックを通して自分にとって何がトリガーで何が渇望なのか、そのときにどうやって対処するのが有効なのかを考え抜いた末にはじめて、作成できるものです。

リスクマネジメントプランを書きはじめたころは、対処法もむずかしく考えがちです。けれどそれでは実践できないとわかり、スマートフォンの待ち受けにした家族の写真を見るとか、手の甲を輪ゴムでパチンと弾くとか、どんどんシンプルなものになっていきます。コーピングは「簡単で」、「早く」、「継続できる」内容が理想です。リスクが高まったときは動揺もしますし、複雑なことはできないとわかっていくのです。そうして、その人オリ

図6-3 リスクマネジメントプラン作成用紙

サンプル①

※平成29年12月20日更新　（名前：大森花子　）　作成日：平成30年 ○月 ○日

≪リスクマネジメントプラン作成用紙：（ 1 ）回目≫　対象行為：スーパーでの万引き　／キーパーソン：夫、母（クリニックスタッフ）

☆ このリスクマネジメントプラン（RMP）は、反復する窃盗行動を再発させないための計画です。

☆ 定期的に更新しより洗練された計画にしていきましょう。

☆ クレプトマニアからの回復にとって重要なことは、回復に責任を持つことと、回復に積極的になることです。

【再発のリスクがまだ生じてない段階】

【なりたい自分（回復のイメージ：Lv=レベル）】

- ①：再犯しない自分
- ②：失った信頼をとりもどす
- ③：被害店舗（被害者：オーナー）の気持ちや立場を理解出来る自分

【なりたい自分になるための具体的方法】

- ① 治療の継続とRMPの定期的な見直し
- ② KPとのシェアリングを徹底する（週一回）
- ③ 自分の大切なものを奪われた経験を思い出すことを習慣化する。

【慢性トリガー（状態を悪化させる引き金）】

①人：職場の人間関係（上司）、父親
②場所：職場、実家
③時間：18'～20'（スーパーが値引きする時間）
④状況：仕事帰りに一人で対象のスーパーに寄る。
⑤感情（生理反応）：ストレス、孤独感、劣等感。

【慢性トリガーへのコーピング（対処方法）】

①、② 職場内で相談出来る同僚と仕事を分散する、父親とは母親や兄を介してコミュニケーションをとる。
③、④ 仕事帰りはKPと駅で待ち合わせをして一緒に帰る。（夫とジムに行く）
⑤ クリニックの仲間やミーティングで共感してもらう

【再発のリスクが徐々に高まってくる段階】

【警告のサイン（危険に気付くサイン：Lv=レベル）】

- ①：予期せぬ状況に直面（パニック）
- ②：生活習慣の乱れ（部屋が散らかる）
- ③：KPに相談せず、意識的に避ける

【コーピング（危険な状態から脱出する方法）】

- ① セルフトークで気持を整理する。
- ② スケジューリングの徹底とそれをKPと共有
- ③ 警告のサインのパターンをKPに事前に知らせておく

【急性トリガー（対象行為に直結する3つの条件）】

条件①：ストレス（＋）寝不足（＋）
条件②：出費が続き節約思考が高まっている
条件③：父親と口論（自己否定感＋）

【危機介入方法（あなたのクライシスプラン）】

①～③の条件がそろった時の危機介入方法は、
- 仕事を思いきって欠勤する
- KPに思いをうちあける
- クリニックに電話をする

【今回のRMP作成におけるアピールポイント（改善点）】

- 犯行のサイクルが可視化されることで、自分自身の悪循環のパターンが明確になった
- 仕事よりもKPとの時間も大切にすることが重要と気付いた。

【行動化（再発：リラプス）】→ 再犯

82

ジナルのリスクマネジメントプランができていきます。

実践はひとりではできません。キーパーソンが必要です。わかりやすくいうと、回復を一緒に続けていく伴走者です。

一般的には既婚者なら配偶者、独身であれば親がその役割を引き受ける傾向があります。キーパーソンとはコミュニケーションを密に取る必要があるので、もっとも身近にいる家族はたしかに適任ですが、ここでひとつ考えておきたいことがあります。万引き依存症は家庭内の人間関係に起因しているだけあって、そのもっとも身近な家族がトリガーであることも多いのです。

だからといってキーパーソンをお願いできないということはありません。その相手とどう距離を保ち、どのような関係性を再構築しながら回復に向かうかをともに考えられる相手であれば可能です。そんな相手なら、家族のあり方そのものを一緒に見直せます。

家族ではなく、友人をキーパーソンにしている人もいます。心から信頼して、いざとなったときに協力してくれる人がいるのはすばらしいことです。また、身近な人のなかから無理に見つける必要はなく、特に候補がいなければクリニックのスタッフが担うこともあります。かくいう私もキーパーソンに選ばれることが多く、「慢性トリガーが引かれたときに、斉藤先生の顔を思い出します」など、コーピングとして活用されたりしているようです。

ワークブックに書いてあることをしっかりと繰り返し実践し、リスクマネジメントプランを常に胸に刻んでおけば、少しずつ行動や思考、生き方が変わってきます。大げさに聞こえるかもしれませんが、ここでいう回復とは、盗みつづけてきた生き方から盗まない生き方への変容です。

変容は、クリニックで治療を受けはじめてすぐに訪れるものではありません。まず、リスクマネジメントに関するスキルを身につけて盗むのをやめる。盗まない一日を少しずつ積み重ねていく。そうすることではじめて、認知の歪みに気づき見えてくるものがあります。たとえば、自分が何を求めて盗んでいたのか、盗みつづけたことで何を得て、何を失ったのか、家族の苦悩、そして被害に遭った人たちがいること……。

そこではじめて、心からの謝罪ができます。それは、万引きが発覚したあと、その場を逃れたいがためにしていた土下座とはまったく意味が異なります。贖罪（しょくざい）の気持ちは誰かに言われて生じるものではなく、その人自身の生きる姿勢から出てくるものです。

被害店舗に対して悪いと思うどころか、「お店のレイアウトが悪い」などと責任転嫁をしていた人たちが真の謝罪の気持ちを抱くようになるには、長い時間と本質的な変容が不可欠です。

この変容は、箸を持つ手にたとえられることがあります。すなわち、これまで右手で箸を持って食べていたのを、左手で持つぐらい変わるということです。

左手に持ち替えてすぐに箸をうまく使える人はほとんどいません。使い方を頭で理解したとしても、手は思うように動いてくれません。うまくできるようになるには、ひたすら反復練習あるのみ。あきらめなかった人にだけ、変容は訪れます。習慣を変えるとはそういうことです。

変容した先には、「自己受容」があります。これはすべての依存症において回復の鍵となる概念で、自分に「ＯＫ」を出すことです。よく自己承認欲求とまちがわれますが、こちらは他者から認められたいという欲求で、自己受容のほうはあくまで自分に軸がありま す。

万引きをやめられなかった自分も、努力はしているけれどもまた再発してしまうかもしれない自分も、それもありのままの等身大の自分です。

万引き依存症のまっただ中にいるとき、人は万引きが止まらない自分を否定します。自己受容からはもっとも遠い自己否定の状態です。そんなときほど万引きすることに固執します。やめたい、やめなきゃと思いながらつづけます。そして本当に盗んでしまうと、ますます等身大の自分を否定してOKを出せなくなるという悪循環……。

自分で自分を受け入れ、仲間のなかで正直に自分をさらけ出し、受け入れられる。その体験を何度も重ねるなかで、自己受容する力が育まれます。そうなれば、きっと盗む必要はなくなります。

家族で一致団結し向き合っていく

最後に、万引き依存症者の家族の話をしましょう。

クリニックでは家族を対象とした家族支援グループがあり、家族としての回復を目指します。罪を犯した本人と違い、多くの家族は事件後、慣れない刑事手続きなどで疲弊しており、支援が必要な存在です。

自分にも悪いところがあったと、自責の念に駆られる家族は少なくありません。身内の万引き依存症が家庭内の人間関係から端を発していたのだとしても、家族に直接的な行為責任はありません。

その問題をとおして「今回の万引き事件は家族にとってどういう意味があるのか」を考えることは家族全員にとって有益でしょう。ですが、それが本質とずれていることがあるのです。

たとえば万引きをはじめたきっかけが「節約」にあると知らされれば、「自分がもっと稼いで家計が安定していれば、万引きに走らなかったのでは」と思います。特に男性は経済的な問題で捉えがちですが、本当は夫である自分自身との関係こそ見直すべきなのです。

しかしそれは家族にとっても目をそらしたい現実であり、同時に、考える気力もないほど疲れきってもいます。日常性を喪失し、何をどうしていいかわからないままクリニックにたどり着き、病気という診断を得て、やっと少し納得し許すことができます。

家族支援グループでは、同じ境遇にあるほかの家族の話が聞けたり、また実際に話ができるのが大きいようです。

身内が万引きをやめられない、警察沙汰になった、実刑判決を受けた……周りに気軽に相談できることではありません。それどころか、隠しておきたいでしょう。自分たちだけで抱え込み、また盗みにいくのではないかと疑心暗鬼になる毎日は、まるで生き地獄です。

それを、グループでは包み隠さず話せるのです。万引き依存症者本人たちの治療グループと同じで、ここでは何を話しても責められないし、否定もされません。そのなかでやっとなぜ万引きをはじめたのかの本質的な答えのヒントを探せるのです。

また本人が通院するとなるとそれまで担っていた役割を見直さざるをえなくなるので、物理的に変わらざるを得ません。私たちは本人が「夫が家事をしてくれるようになった」、「子どもがおばあちゃんの介護を手伝ってくれるようになった」とうれしそうに話すのをよく聞きます。たいへん望ましい変化だと思います。

万引き依存症は多くの場合、家族の問題が表面化したものなので、家族関係が悪化し、ややもすれば崩壊すると思われがちです。実際、そういう家庭も多いでしょう。ですが、クリニックの家族支援グループに通っている家族に関していえば、万引き問題をきっかけに、家族が一致団結してこの大きな課題に向き合っていくケースが多いです。一時的に悪化しても、その後はより強固な関係性へと再構築されていきます。

万引きの問題に取り組む過程で、お互いのコミュニケーションが増えます。本人も家族も通院を通して正直に話すことを覚え、それよってはじめてお互いの本音が見えてきます。価値観が大きく変容する瞬間に立ち会うことがたびたびあります。

罪を犯した人が、家族に支えられて罪を犯さない人へと変わっていくのを間近で見ていると、私たちも「家族とは何か」ということを考えさせられます。

万引き依存症になりました――それは決してその人の人生の終わりを意味するものではなく、家庭崩壊を意味するものでもありません。適切な治療につながれば、回復は可能です。人は何歳からでも変われるのです。

第7章

伊東ゆう（万引きGメン）×斉藤章佳

特別対談

「万引きは、加害と被害のバランスが取れていない」
——伊東

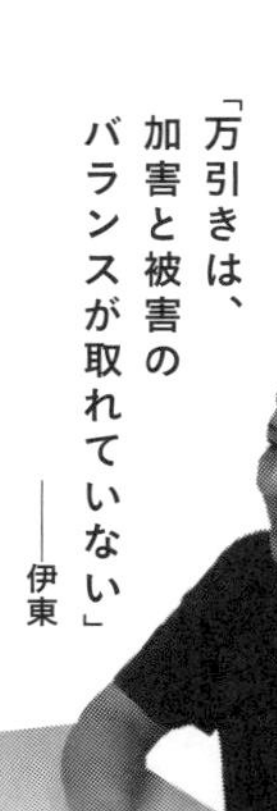

「優越感を求めてはじめたら深みにはまってしまったケースも多い」
——斉藤

本書では、万引きを依存症の背景に隠れた加害行為という視点でとらえ直し、その病を得た人に治療的なアプローチをすることで、被害が拡大するのを防ぐという試みを提案してきました。

私がクリニックで日々、接しているのは、加害者である万引き依存症者です。彼らは自分たちが長年にわたって、数えきれないほど加害行為をしてきたことに対して、おそろしいほど無自覚です。

「たいしたものを盗ってないのに」、「お店のレイアウトが盗ってくれといわんばかりだった」という認知の歪みもあり、被害店舗に悪いことをしているという考えはほとんどありません。

プログラムではまず、「やめるスキルを身につける」ということを第一義としていて、表面的な反省は求めません。「やめつづける」毎日を積み重ねてはじめて、真の反省と贖罪の気持ちが彼らのなかに生まれますが、それには数年という長い時間がかかります。

彼らと接している私たちもまた、現場の被害状況や被害者心理について十分理解しているとはいえないでしょう。そこで、保安会社の私服保安員、いわゆる「万引きGメン」として19年にわたって店舗で万引き犯を捕捉（ほそく）しつづけてきた伊東ゆうさんに、被害の実態について詳しいお話をうかがいました。

伊東（いとう）ゆう 1971年生まれ。現役の万引きGメンにして、万引き対策コンサルタント、作家でもある。積極的なメディア出演と講演活動において「店内声かけ」の普及に努め、「万引きされない環境づくり」に情熱を傾けている。著書に『万引きGメンは見た！』(2016年、河出書房新社)、『万引き老人』(2011年、双葉社)がある。

1日で13人捕捉したことも

斉藤章佳（以下、斉藤） 伊東さんはこれまで何人ぐらいの万引き犯を捕捉してきたのでしょう？

伊東ゆう（以下、伊東） 正確にカウントはしていないのですが、５０００人は超えていますね。僕たちは店舗から会社に依頼があり、そこに派遣されていきます。業態は都心のデパートや大型ショッピング施設から、地方のドラッグストアまでいろいろですよ。現場に行けば8、9割ぐらいの確率で捕捉することになりますね。被害の多い大型店舗にフルに入れば、多いときで月に60、70人ぐらいいくこともあります。でも、それでも全部ではないですから。

斉藤 日本の小売店では、万引きが日常となっているということですね。

伊東 もちろんです。僕は1日に最高で13人捕捉したことがあります。警察に通報しないで買い取りで帰らせる時代の話ですけど。とはいえ、日にもよりますよ。天気が悪い日は少ないです。

斉藤 それは店舗自体への客足が落ちるからでしょうか？

伊東 お客さんの数の分母が少ないと、万引き犯も少ないという傾向はあります。でも、そうとも言い切れないところがあって、たとえば地方のドラッグストアであった話ですが、平日だと1日の来店数が10～20人くらいで、その半分に万引きされちゃう。地域性もあるでしょうが、ここまで行くと店舗側にも問題があります。店内に死角が多いし、売り場面積に対して従業員が少なすぎます。

斉藤 常習的に万引きするなかには、そうした店舗の事情をわかったうえで盗る人もいますよね。この店の死角はどこか、ってことも知っていますし。そうなると店舗側が万引きに気づくのは、時間が経ってからになりそうです。

伊東　店長の休日や休憩時間を把握している場合もありますしね。売れるレイアウトと盗みにくいレイアウトが相容れないのも大きいと思います。

斉藤　人前で堂々と万引きする人もいますが、基本は盗む側も極力、見つからないように実行すると思います。独特な手口ってあるんでしょうか？

伊東　店舗に入ってくると万引き犯はだいたい同じような動きをするんですよ。だいたい同じルートを通って、だいたい同じ場所で盗る。情報を共有しているわけでもないのに不思議なことです。僕たちからすれば、それをつかめれば捕捉しやすくなります。手口の基本は、隠匿ですから。

斉藤　『万引きGメンは見た！』では、驚くほど巧妙な手口も紹介されていましたね。

伊東　最近は、こちらの予想を裏切る斬新な手口っていうのはあまり見なくなりましたね。もうだいたい読み切れています。だから「すごいことするな！」っていう新しい手口に出会うと、ヘンな話、興奮しますよ。同時に、不安にもなります。あまりのことに自分の目を本当に信じていいのかどうかわからなくなるので、見極めも慎重になりがちです。

万引き被害は可視化されにくい

斉藤　ひとりの万引き犯を捕捉したあとは、どういう流れになるんですか？

伊東　まず店舗のバックヤードに連れていきますが、そこからしてスムーズに行かないことがあります。そのあいだに飛ばれ（逃走され）たり、組織的な犯罪の場合は仲間が逃走を手伝ったり。

斉藤　私たちがスーパーなどで買い物していても、そうしたシーンに出くわすことってほとんどないのですが、店舗からあまり目立たないよう指示されているんですか？

伊東　こっちが乱暴に声をかければ相手の態度も

粗暴になるし、人権に関わることもあるので、なるべくそっと声をかけるんですよ。この店で万引きがあった、ということはほかのお客さんには極力知らせたくないものです。

斉藤　万引きの被害があまり可視化されていない理由のひとつが、それでしょうね。捕捉したあとは、どうなりますか？

伊東　店舗の事務所につれていって被害品を確認し、店長の指示をあおぎます。警察に通報して被害届を出すか否かは、店舗の判断。被害届を出すとなれば被害者に代わって警察対応をすることになり、実況見分もします。すごくスムーズに行けば2時間、通常で4〜6時間はかかりますね。強盗致傷事案に遭遇した際は、病院での診察も含めて13時間かかったこともあります。

斉藤　膨大な時間を取られますね。

伊東　時間的な拘束もつらいですが、なんのためにやっているんだろうという徒労感もあります。表題の違う同じ内容の書類を何枚も作るし、被害品ひとつずつについて「何時何分、右手で○○を盗って△△に移動してからバッグに入れました」まで記入しないといけないんです。本人が盗ったことを認めている場合もですよ。あとで否認されたら困るからなんでしょうけど、あまり意味を感じませんね。

斉藤　通報した場合、警察は積極的ですか？

伊東　それについてはあまりお話できないことも多いのですが（笑）、地域によって、人によってまちまちですね。ただ、あまり歓迎はされないです。その万引き犯が薬物法違反などほかの犯罪に手を染めていたり、捜索願いが出ている行方不明者だったりするとやたら感謝されますが。その逆にホームレスや90歳以上の高齢者、精神疾患がある人だと、店舗側が被害届を出したいといっても警察の対応が渋い、というのを数え切れないほど見てきました。

斉藤　捕捉するときに暴れて保安員に怪我を負わせることもあるようですね。

伊東　ありますね。僕も何度も経験しています。危ないのは、店舗からだいぶ離れたところで声がけするとき。本人が「今回もつかまらなかった」と安心したタイミングで接触すると動揺して激しく暴れる、というのがひとつのパターンです。暴れる確率が高いのは、弁当持ち（執行猶予期間中）や仮釈放中の人、事犯者、外国人が多いですね。僕は襲われて血だらけになったことがありますよ。そのときに盗んだものが入ったバッグを手放していたら暴行で、手放さずにそれをすると強盗。僕が怪我をしたら傷害が付いて、強盗致傷罪が問われることになるので、罪は一気により重くなりますね。

衝動制御障害を抱える人がほとんど

斉藤　店舗の従業員が襲われたりすることもあるのでしょうか。

伊東　Gメンを入れていないお店では店長が捕捉することが多く、過去には強盗殺人にまで発展した事例もいくつかあります。何の経験則もない店長が無難に対応できるとは思えないので、安易な捕捉は避けたほうがいいと思いますね。車に盗品を積んで逃げるところを止めようとした人が、そのまま身体を引きずられ、振り落とされて重傷を負った事件もありますから。

斉藤　大きくくくれば同じ窃盗ですが、万引きと強盗の差は大きすぎますね。伊東さんは、バッグヤードで万引きした人たちとお話されることも多いようですが、どういう印象を受けますか？

伊東　盗った理由をあれこれいう人は多いです。「節約したかった」とか「魔が差した」とか。魔って何？　と聞くと黙っちゃう。ほかにも「年金や生活保護費だけでは足りない」という人もいますね。生活苦や社会不安と万引きは、無関係でないと思います。景気がいいときって万引きは少ないですから。でも、盗っている最中のひとりひとりはそんなことまるっきり考えてないですよ。「いまなら見つからない」、「ここならイケる」、「買うのがもったいない」ぐらいの感じです。で、理由はあとから考える。

斉藤　認知症のフリをする人もいるそうですね。

伊東　犯行の瞬間を見たり、バッグヤードで言い訳を聞いたりすると、だいたいの高齢者が認知はしっかりしているし、頭を使った動きをしていますよ。本当に認知症から万引きをしている人たちももちろん知っていますが、彼らは最初から挙動がおかしいです。お酒の棚からカップ酒を手に取ってその場で飲んじゃうとか。周りのことなんてまったく気にせず、盗ったその場で実行するんです。そういうのを見ると、認知機能に問題があるとしか思えない。そんな彼らを警察に通報するのって、ちょっと違うんじゃないかと思いますね。事務所にいってお金を持ってないことがわかって連絡先を聞くと、地域の民生委員や病院の電話番号を持っていることもあります。施設暮らしでなければ、たいていがひとり暮らしだし、ほとんどの人に身寄りがないんですよ。そういう意味で、万引きは身の置きどころがない人たちが起こす犯罪だと思います。高齢者のなかには、女性も多いですね。

斉藤　矯正施設で受刑している女性の8割が、万引きで逮捕されたといわれています。

伊東　警察を呼んでも代金を支払ってくれれば微罪で済むことも多いんですが、そういう人の多くは支払えない。または、「ガラウケ」といって身柄を引き受けてくれる人がいれば逮捕に至らないんですけど、誰もいない。

斉藤　ガラウケするのは、家族ですか？

伊東　いえ、住んでいるところの大家さんとか、身近な人でいいですよ。身分が証明できないと逮捕せざるをえなくなるので、「ヤサカク」といって住むところがあるかを証明させることになります。けれど、女性高齢者は運転免許証や健康保険証を持っていないケースが多いんです。病院の診察券はあるけど、それじゃ証明にならないし。結局は警察に通報されてパトカーで自宅までいき、そこで警察官が身元を確認することになります。

斉藤　摂食障害のある女性についてはどうでしょう？

伊東　たくさんいますよ。でも摂食障害の女性でも、何を盗っているかワケもわからずに盗るというのは、僕が知るかぎりないです。自分の嗜好に沿ったものを盗んだり、比較的高額な商品ばかり盗ったりしているので、本当は物事の判断がついているんだと感じます。見ているとわかるんですよ、悪いことだとわかってやっているな、少し楽しんでいる人もいるなって。だから怒りこそあれ、同情できないです。

斉藤　量は多いわけですね。

伊東　バッグひとつじゃ済まない。最初からふたつ、3つと用意してきます。売り物であるバッグを犯罪供用物……つまり犯罪行為によって得たものを犯罪に使うわけですが、そのなかに大量の商品を詰め込んで、まるごと万引きしようとした人もいました。摂食障害の人はやることが大胆だし、やせすぎているなど外見に特徴があるので、お店でも有名人になっていることが多いですね。2、3日に一度現れては、寿司などの高級食材をごっそり盗っていく。そういう常習者を捕捉すると、お店からは喜ばれます。でも、彼女らのなかには警察に精神疾患で治療中だと主張すれば逮捕されにくいと知っていて、それを見越したうえで堂々と万引きをつづけている人もいるので、問題は根深いです。

人の不幸は蜜の味

斉藤　家族が身柄を引き受けるところには立ち会われますか？

伊東　たまにありますよ。女性だと、バッグヤードに向かうまでのあいだにあわてて家族に電話して「いますぐ来て」「迎えにきて」と訴えることもあります。特に何かしてほしいというのではなく、不安だからそばにいてほしい。「手、つないでいい？」といって実際につないでくる女性もめずらしくありません。年配の女性だと、子どもが来ることが多いです。でも駆けつけた息子から「いい加減にしろよ、このクソババア！」なんて怒鳴られていることもありますね。

斉藤　問題行動が亢進（こうしん）して捕捉、逮捕の頻度があがると家族もたまりませんよね。クリニックの家族支援グループに来る人たちも、本当に疲れきっています。

伊東　恥の意識もあるでしょうし、つらいでしょうね。さっきのお話とは逆で、「家族にだけは連絡しないでくれ」というパターンも多いです。家族に知られたくないから警察に通報しないでくれ、って土下座して懇願されるんです。

斉藤　ところで伊東さんは、万引きGメンのドキュメント番組への出演も多いですが、なぜああいう番組が人気を集めるのだと思いますか？

伊東　人の不幸は蜜の味なんでしょうかね。盗っているその瞬間って、滑稽なんですよ。コソコソしてバレないと思っているけど、実はGメンに見破られているし、テレビカメラにも撮られている。そのうえ、警察に捕まってしまう。ズルをしてでも得をしたい人が捕まって懲らしめられる姿を見て、優越感を得られるからかもしれません。

斉藤　万引きに依存しているなかには、ちょっとの優越感を求めてはじめたのが深みにはまってしまった、というケースも多いですよね。そういう人たちを見て、別の人が優越感を覚えるというのは、とても皮肉です。

伊東　視聴率がいいのは、女性の万引きや手の込んだ手口で大量に盗む事案、それに暴れて逃げようとするパターン、おかしな言い訳をするパターンらしいですね。この世から万引きがなくならないかぎり、ネタはつきないと思います。

店舗側が考え方を変える必要がある

斉藤　万引きはなくせると思いますか？

伊東　商店があるかぎり、なくならないでしょうね。僕は正直、万引きを依存症として治療するということに対しても、懐疑的なんです。彼らは法廷で「がんばって治します」といいますが、必ずといっていいほど再犯している。僕が捕捉している摂食障害の万引き常習者は、留置されたり、入院したりという経験がある人ばかりですよ。それでも万引きは止まらなくて、またやってしまう。それは彼らが「法廷でこういえば大丈夫」というのを学習しているからだと思うんです。

斉藤　社会のなかでどう「盗まない自分」になるかは、時間がかかりますが、重要な課題です。

伊東　いま僕は、店舗の考えを変えることが必要だと思っています。盗まれないレイアウトや陳列、防犯カメラを考えることも大事だけど、それ以前に「盗まれても何もしない」という店舗が多すぎなので、それを問題視しています。名前は出しませんが、全国展開している大手スーパーや量販店、ドラッグストア。店舗への出入口がいくつもあるうえに、商品数が多い。全世代向けの商品がまんべんなくそろっているだけでなく、たやすく転売できる高額商品もある。それを、捕捉して警察を呼んでも被害届は出さない。これは万引き天国ですよ。

斉藤　犯罪の温床でしかないですね。

伊東　まさにそうです。でも、そこにも確実に困っている人はいます。店舗の本部と現場とで温度差がある。そして現場にくる警察とその上司、さらには警察と検察とで考え方が違っていることもあります。ある地域の話ですが、警察が検察の顔色をうかがいすぎているというか、振り回されているように思えるところもありますね。どの地域で捕まったか、どの店舗で通報されたかで、そのあとの処遇が変わるっていうのは、まさに犯罪格差ですよね。同じく、お店が忙しい都市部と暇な地方とでも格差が確実にあります。

斉藤　盗まれている店舗には被害者意識ってあるんでしょうか？

伊東　被害者意識があるにはあるのですが、それを受けて未然に防ごうという意識は薄いと思います。そのなかには防犯意識がありながらも、あきらめている人もいると思いますね。防犯カメラなどの機械は役に立たないし、確実に万引きしているのがわかっていても、上から「目撃しても捕まえるな」と言われている。「これでは何もできない」というジレンマを抱えた人もいるでしょう。大型店舗が増えている昨今、万引しやすい環境が整って、ますます盗みやすくなっているとも言えます。そんな万引きで生じたロスを埋め合わせたり、防止するための設備投資にかかったりする費用は、一般消費者の目に触れることはありませんが、そのぶん価格に上乗せされていることも意識できないまま買い物をしているわけです。そんなお店が「地域ナンバワーン店」などと謳っているということはほとんど知られていません。

斉藤　いまカメラのお話が出てきましたが、昨今はAI（人工知能）などの技術を用いた防犯カメラの導入なども検討されているようですね。それは有効でしょうか？

伊東　いま盗んでいる人たちにとって防犯カメラがどのくらい脅威かっていうと、たいしたことないんです。このへんだったら映らないとか、死角を探すくらいですかね。これは設置する側の問題で、カメラを適切な位置に配置して死角をなくせばいいだけの話ですが、なぜかそれができていない店舗ばかり。もしそれができたとしても、実行の瞬間をおさえることが重要ですが、それはかなりむずかしいと思います。いまは、「あやしい」という疑いだけで撮影された顔が登録されることの是非や、当人や家族から登録削除の要請がきたときにどうするかということは、まだしっかり議論されていない段階です。僕は、顔認証登録担当者にはスキルやデータの取り扱いについての教育が不可欠だと思っています。いっそ資格制度にしてもいいくらいです。いずれにしろ。監視社会は目の前まで来ていますよ。

斉藤　顔認証システムとか追尾システムとかについては、どう思われますか？

伊東　いま、それについて検証してほしいという依頼が多いんですよ。でも、怪しいと思われる人物の顔がわかってそれを追尾するだけでは、万引きの現場を抑えられないと思います。動作検知に関してはあやしい機械が多いし、まだ発展途上だといえるでしょう。「挙動不審の人や酔っぱらいがきた」、「彼らがあやしいぞ」と当たりをつけて追尾しても、それはただ挙動が不審な人で、ただ酔っ払っているだけの人です。本当に万引きしそうな人を追尾できればいいのですが、それを見極めるにはわれわれのような経験を積んだGメンの目が必要です。もっとも、それをしたところで万引きをする瞬間の手の動きなどをカメラで捉えられないかぎりは、あまり意味がないと思いますがね。それよりも、僕は万引き現行犯に対する「切符制度」も提案したいです。

斉藤　切符、ですか？

伊東　道路交通法違反でいう「切符を切られる」ってやつですよ。万引きで捕捉されるたびに盗んだものの額面や品物、犯行時の場所などを記載し、「万引きしました」という明確な自供があれば切符を切って帰らせ、その記録は警察に送ります。一定の額を超えた、買い取りができない、ガラウケがいない、捕捉のときに暴れた、外国人であるという場合は、通報して、これまで通り司法に預ける。100円のものを盗んでも全件通報というのだと従業員もわれわれも警察も負担が大きすぎますからね。あとは、盗む前の声がけです。

斉藤　Gメンは盗んだ現場を確認し、お店をはなれるまで声をかけちゃいけないんですよね？

伊東　現状ではそうです。僕らは陰から見ているだけ。これって実は精神的にキツい仕事でもあるんですよ。ふつうの人のフリをして、つまり自分を偽って現場に立ちつづけ、人が犯罪という一線を超えるのを待っている。それよりも、盗んだ瞬間に止めたいんです。バッグに入れたあと、われわれと目が合うだけでも隠した商品を戻すくらいだから、具体的に声をかければやめますよ。その人だって罪を犯さずに済むし、お店や警察の負担も少ない。あくまで僕の経験則ですが、これで半分くらいは減らせるんじゃないかと思っています。ただ、未遂で終わると、Gメンの仕事って評価されないのでむずかしいところです。

「恥ずかしい」という感情を刺激する

斉藤　私が伊東さんにうかがいたかったのは、クリニックに通っている人たちに「被害の実態をどう伝えるか」ということです。彼らに被害状況を伝えてもいまひとつ響いていないように見えます。

伊東　それはむずかしいと思います。万引きって、加害と被害のバランスが取れていないですから。

罪悪感が残っている人もいるけど、彼らは基本的に被害者がどれだけの損失を負っているか知らない、想像もしない。被害の実態が伝わりにくいのが万引きという犯罪だといえるでしょう。いってしまえば、店長にしたって盗まれたのは自分個人のものではない。なかには被害総額が大きいと、店長が減給されるお店もありますが、それも何か違いますよね。それで何年もボーナスをもらえなくて会社を辞めた人が、うちの保安会社に再就職したことありますよ。万引き常習者が憎かったんですかね。性格的に合わなかったのか、長続きしなかったですけど。

斉藤　被害の実態が見えないと、自分の加害者性を自覚しにくいですね。

伊東　僕は直接、万引き犯と話すときに「恥ずかしい」という感情を刺激しますね。「泥棒したんだ」とか「あさましいね」とか、あえて強い言葉を使うこともあります。

斉藤　たしかに本人に恥ずかしいという感情はあまり見られませんね。家族には恥の意識がありますが。

伊東　実際、僕はあさましいと思っています。日本人は恥の意識が強いといわれますから、「あなたがやっていることは犯罪行為ですよ」だけじゃなく、「あなたがやっていることは泥棒なんだよ」、「人として恥ずかしいことなんですよ」と伝える試みです。

斉藤　そうやって意識の変容を促すわけですね。本日は貴重なお話をどうもありがとうございました。

本書は書き下ろしです。

参考文献

斉藤章佳『男が痴漢になる理由』イースト・プレス 2017

斉藤章佳『クレプトマニアの包括的地域トリートメント』日本更生保護協会 2018

斉藤章佳『性犯罪治療の現場から』アディクションと家族 2018

日本経済新聞(夕刊)『広角鋭角――再犯防止へ回復支援』2017・9・11

河村重実、竹村道夫監修『彼女たちはなぜ万引きがやめられないのか』飛鳥新社 2013

竹村道夫、吉岡隆編集『窃盗症』中央法規 2018

伊東ゆう『万引き老人』双葉社 2016

伊東ゆう『万引きGメンは見た!』河出書房新社 2011

福永未来『万引き女子〈未来〉の生活と意見』太田出版 2017

レイチェル・シュタイア、黒川由美訳『万引きの文化史』太田出版 2012

ジョン・グラント&サック・キム、加藤洋子訳
『どうしても「あれ」がやめられないあなたへ――衝動制御障害という病』文藝春秋 2003

中谷陽二『摂食障害患者の万引きと司法精神医学』アディクションと家族 2010

高木洲一郎『摂食障害患者の万引きを巡る諸問題』アディクションと家族 2010

竹村道夫『摂食障害と窃盗癖、私の対処法』アディクションと家族 2010
斎藤学『摂食障害から派生した窃盗癖の一例』アディクションと家族 2010
林大悟『摂食障害者の窃盗事件をどのように弁護したか』アディクションと家族 2010
竹村道夫『窃盗癖への対応と治療、700症例の経験から』アディクションと家族 2013
高木洲一郎『折衝障害患者の万引きをどう考えるか』アディクションと家族 2013
林大悟『窃盗常習者による事件の弁護』アディクションと家族 2013
アラン・マーラット他、原田隆之訳『リラプス・プリベンション』日本評論社 2011
河本泰信『クレプトマニア(窃盗癖)について──嗜癖行動障害としての検討──』星和書店 2012
融道男ほか監訳『ICD-10』医学書院 2005
高橋三郎ほか監訳『DSM-5』医学書院 2014
エドワード・J・カンツィアンほか『人はなぜ依存症になるのか』星和書店 2013
法務省法務総合研究所『犯罪白書〈平成26年版〉』日経印刷 2014
法務省法務総合研究所『犯罪白書〈平成29年版〉』昭和情報プロセス 2017

＊本書に掲載されているケースは、著者が臨床経験をもとに創作したものです。

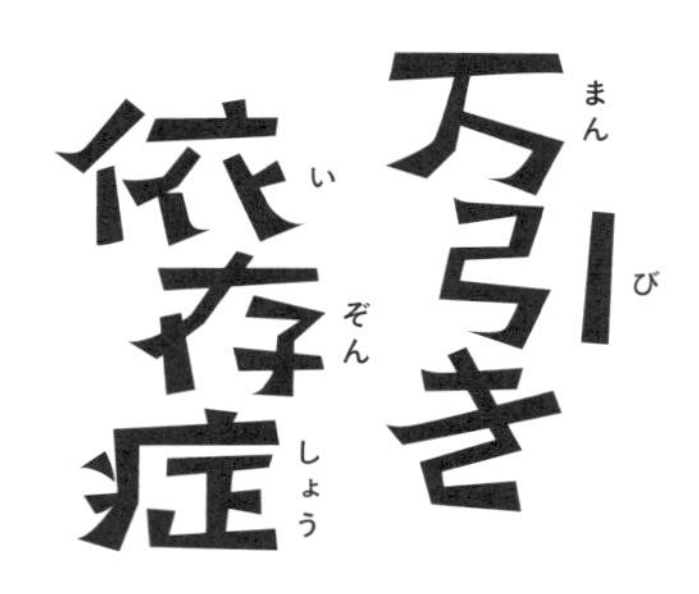

2018年9月20日　初版第1刷発行

著　斉藤章佳

ブックデザイン　アルビレオ
DTP　松井和彌
編集協力　三浦ゆえ
編集　圓尾公佑

発行人　堅田浩二
発行所　株式会社イースト・プレス
東京都千代田区神田神保町2-4-7久月神田ビル
TEL 03-5213-4700
FAX 03-5213-4701
http://www.eastpress.co.jp/

印刷所　中央精版印刷株式会社

ISBN 978-4-7816-1705-3